SUR LE TRAITEMENT

DE LA

PÉRITONITE TUBERCULEUSE

CHRONIQUE

LAPAROTOMIES RÉPÉTÉES

PAR

Le Dʳ Émile PERNOT

DE LA FACULTÉ DE PARIS

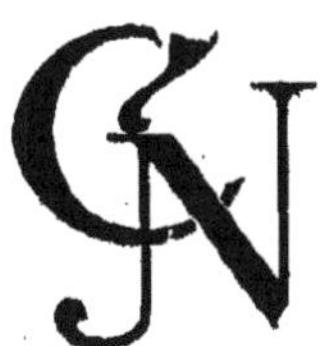

PARIS

ANCᵉ LIBRAIRIE G. CARRÉ ET C. NAUD

C. NAUD, ÉDITEUR

3, RUE RACINE, 3

—

1901

SUR LE TRAITEMENT

DE LA

PÉRITONITE TUBERCULEUSE

CHRONIQUE

LAPAROTOMIES ITÉRATIVES

PAR

Le D' Émile PERNOT

DE LA FACULTÉ DE PARIS

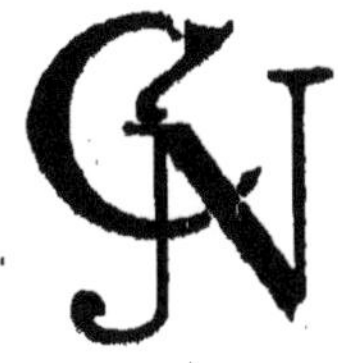

PARIS

ANC^ⁿᵉ LIBRAIRIE G. CARRÉ ET C. NAUD

C. NAUD, ÉDITEUR

3, RUE RACINE, 3

1901

M. le Pr TILLAUX a bien voulu nous faire l'honneur d'accepter la présidence de cette thèse. Durant le long stage que nous avons accompli auprès de ce maître éminent, il nous a été donné d'apprécier la clarté de son enseignement aussi savant que paternel. Nous lui sommes donc doublement redevable et nous le prions d'agréer l'expression de notre profonde gratitude.

M. le Pr agrégé REGNIER a droit à tous nos remerciements pour la sollicitude et la bienveillance qu'il nous a témoignées au cours de nos études. Nous garderons un souvenir ému de ses causeries si instructives faites au lit du malade.

Que MM. les Prs agrégés RENON et GILEY veuillent bien recevoir l'hommage de notre reconnaissance pour les conseils éclairés et pour les marques d'intérêt qu'ils nous ont prodiguées à toute occasion. Nous nous honorons tout particulièrement de leur bienveillante amitié.

A M. le Pr GALVANI, d'Athènes, nous sommes heureux de pouvoir témoigner notre gratitude pour les observations inédites qu'il a bien voulu nous communiquer ainsi que pour les avis très utiles qu'il nous a fait tenir par correspondance.

A notre collègue et ami M. le Dr Mavrojannis, qui
nous a prêté son concours et s'est chargé de la traduction
des documents inédits, nous exprimons nos plus cordiaux
remerciements

INTRODUCTION. — HISTORIQUE

L'erreur historique de Spencer Wels a enrichi la thérapeutique d'un moyen de traitement des plus efficaces contre la tuberculose péritonéale. On sait que ce chirurgien, en 1862, pratiqua la laparotomie chez une jeune fille, qu'il croyait atteinte de kyste de l'ovaire et que, se trouvant en face d'un péritoine parsemé de granulations tuberculeuses, il s'empressa de refermer le ventre après avoir évacué le liquide ascitique. Une guérison, qui se maintint plus de 30 ans, a suivi cette opération fortuite. D'autres interventions ont été faites par des chirurgiens non moins éminents dans des conditions analogues soit par erreur de diagnostic (kyste de l'ovaire), soit dans un but explorateur, soit, enfin, après diagnostic précis de la lésion mais dans le simple but d'évacuer le liquide et de remédier ainsi aux accidents mécaniques résultant d'un épanchement très abondant ; dans la plupart de ces cas on a été surpris de constater les mêmes résultats inespérés. Ainsi l'erreur de Spencer Wels a été commise par Schücking, Stellwag (1), qui ont eu aussi l'agréable surprise de voir

____

(1) Cités par Leouzu. *Semaine médicale*, 1894.

leurs opérées définitivement guéries. Truc dans sa thèse d'agrégation en 1886 a pu réunir 11 observations, dues à Naumann, Schmidt, Wade, König, Jacobi, Letiévant et se rapportant à des malades atteints de péritonite tuberculeuse laparotomisés fortuitement, chez lesquels 9 fois on a constaté la guérison ou une amélioration notable.

Frappé de ces succès inattendus, König en 1884 n'hésita pas à proposer et à pratiquer la laparotomie de propos délibéré dans un but curatif contre la tuberculose péritonéale dûment diagnostiquée. Les premiers résultats favorables qu'il a publiés ont déterminé un grand nombre de chirurgiens à suivre son exemple, si bien que Roersch en 1893 a pu colliger 358 cas de péritonite tuberculeuse traitée par la laparotomie avec les résultats les plus encourageants. Aujourd'hui le nombre des succès obtenus par cette méthode est vraiment colossal ; dans une statistique sur 920 cas réunis par nous de laparotomies dirigées contre la péritonite tuberculeuse nous avons trouvé 80 à 85 pour 100 de succès avec une moyenne de 3 pour 100 de morts opératoires.

L'intérêt suscité par la question à cette époque se révèle par le nombre considérable de travaux qui ont suivi la première publication de König. En effet, après le mémoire de cet auteur en 1884, Kümmel, en 1887 au 6e Congrès de la Société allemande de chirurgie, a communiqué les heureux résultats obtenus dans 28 cas traités par cette méthode. Cecherelli, en 1889, au 6e Congrès de la Société italienne de chirurgie, rapporte 4 cas personnels de malades guéris ou améliorés par la laparatomie et, se basant sur l'étude histologique pratiquée dans un cas où il

a dû intervenir une seconde fois pour reproduction du liquide, il essaye le premier de donner une explication du
mode d'action de la laparotomie. Maurange dans son excellente thèse de doctorat (1889) publie 71 observations,
qu'il a pu réunir dans la littérature médicale, française et
étrangère : dans cette statitisque on trouve déjà 83 pour 100
de succès opératoires dont près de la moitié étaient confirmés depuis un an et plus. En cette même année ont
paru encore les travaux de Czerny, d'O. Collaghan, de
Lindford, Spaeth, Rioblano qui constituent un éloquent
plaidoyer en faveur de cette nouvelle méthode. Plus tard
Pic consacre à cette question sa thèse de doctorat (1890)
et fait connaître 67 nouvelles observations dans lesquelles
on constate les résultats les plus favorables. Routier
publie dans la *Médecine moderne* un intéressant article
sur le traitement chirurgical de la péritonite tuberculeuse et la même année paraît dans la *Gazette des hôpi-
taux* une revue très documentée de Bruhl. En 1892
Aldibert dans sa thèse, qui contient une bibliographie des
plus complètes, rapporte un grand nombre d'observations
inédites et, se basant sur une statistique de 322 cas, il essaye
d'établir le pronostic opératoire d'après la forme clinique
de la péritonite. A ce chiffre, l'année suivante, Roersch
ajoute 50 cas non compris dans la statistique de Aldibert,
dont 27 étaient déjà résumés dans le travail de Lindner,
et sur ce total de 358 on relève 85 pour 100 de succès et
une mortalité opératoire de 3 pour 100. Signalons encore
le savant article de Legueu dans la *Semaine médicale*
(1894), l'article de Jordan (1895), celui de Maurange
dans la *Gazette hebdomadaire de médecine et de chirurgie*

(1897) et l'excellent article que M. Jalaguier a consacré
au traitement de la tuberculose péritonéale dans le Traité
de Chirurgie.

Pendant ce temps les discussions les plus intéressan-
tes s'élevaient au sein des sociétés savantes. A la discussion qui a eu lieu le 10 octobre 1889 au Congrès de
chirurgie de Paris, Demosthènes, Desnos, Labbé commu-
niquent les heureux résultats qu'ils ont obtenus dans
plusieurs cas personnels. La question a été étudiée d'une
façon approfondie dans différentes réunions de la Société
italienne de chirurgie ; Checcherelli, D'Urso, Tricomi,
Mazzoni, Nannotti, Margaruci ont communiqué des travaux dans lesquels ils ont particulièrement cherché à expliquer l'influence heureuse qu'exerce la laparotomie sur les
lésions péritonéales. Enfin à la Société de chirurgie de
Paris en 1893, Berger, Routier, Bouilly, Bazy rapportaient
plusieurs exemples de guérison, qui se maintenaient déjà
depuis un certain nombre d'années et qu'on peut considérer sans restriction comme définitives.

Après ces premières années de vogue, l'intérêt de la
question semble s'épuiser et les travaux commencent à
devenir rares. On ne voit plus que des travaux portant
sur tel ou tel point particulier de la question et la plupart
des auteurs s'occupent surtout du mode d'action de l'intervention chirurgicale. Parmi les travaux d'ensemble
parus dans ces dernières années mérite d'être signalé particulièrement le petit volume que Maurange a publié en
1898 dans l'Encyclopédie des aides-mémoires de Léauté,
et dans lequel on trouvera une critique très serrée de tous
les travaux publiés jusqu'alors, et la thèse de M. Laroche

en 1900. Galvani, dans deux publications successives parues dans la *Revue de gynécologie et de chirurgie abdominale* de 1897 et 1898, a publié en outre une série de 101 cas personnels traités par la laparotomie, parmi lesquels on trouve un bon nombre d'observations de laparotomies itératives. Cet auteur, dans sa dernière publication et dans la communication qu'il a faite au dernier Congrès international de Paris, insiste plus particulièrement sur les résultats favorables qu'on peut attendre de ces interventions répétées même dans les cas les plus désespérés.

Il résulte de tous ces travaux d'une façon indiscutable, que la laparotomie est capable d'arrêter la marche des lésions tuberculeuses du péritoine et d'en favoriser la régression ; aujourd'hui, l'incision du ventre constitue le traitement classique de cette affection. L'efficacité de l'intervention est si bien établie que beaucoup de chirurgiens n'ont pas hésité à intervenir une seconde, une troisième et même un plus grand nombre de fois, si la maladie ne paraissait pas évoluer dans un sens favorable après la première opération.

Ces cas de laparotomies répétées, au fur et à mesure que s'établissait mieux l'action curative de l'opération et que la technique opératoire se perfectionnait davantage en se simplifiant, devenaient de plus en plus nombreux. Nous avons pu ainsi colliger un bon nombre de ces observations, dont l'étude nous permettra de tirer quelques renseignements utiles sur les indications, la technique opératoire et les résultats éloignés de ces interventions successives. C'est à cette étude qu'est plus spécialement consacrée notre thèse. Bien entendu il n'est question dans ce travail que de laparotomies répétées dans un but curatif après récidive et nous n'avons pas tenu compte de cas dans lesquels on a été obligé de rouvrir le ventre pour parer à des accidents ou à des complications consécutifs à une première opération. Nous avons trouvé éparses *dans la littérature médicale plusieurs observations*, dont quelques-unes contiennent une étude très détaillée de l'évolution histologique des lésions tuberculeuses ; mais à part les deux publications de M. le Pr Galvani dont il a été question plus haut nous ne connaissons pas un autre travail d'ensemble sur le même sujet. Cet auteur s'est efforcé de mettre en évidence les résultats inespérés qu'on peut obtenir par des interventions répétées à plus ou moins bref délai et insiste pour faire voir l'avantage qu'il y a à rouvrir le ventre des malades dès qu'on s'aperçoit que les progrès vers la guérison ne sont pas assez rapides, et avant que le mal ait épuisé les forces du patient ; c'est ainsi qu'on trouvera des cas dans lesquels on a été amené à réopérer les malades 20 à 30 jours après la première intervention. Étant donnée l'innocuité de laparotomie, surtout lorsqu'on se limite au minimum de traumatisme chirurgical, M. Galvani pense que l'on ne doit pas hésiter à y revenir toutes les fois que l'état général de l'opéré ne paraît pas sensiblement amélioré, sans attendre la reproduction du liquide ou l'apparition d'autres phénomènes plus graves.

Cependant, malgré l'efficacité incontestable du traitement chirurgical, on ne peut pas être partisan de la laparotomie à outrance dans tous les cas de tuberculose péritonéale. L'opinion d'O. Collagham qui proclamait que l'incision du ventre est le seul et unique traitement de cette affection paraît aujourd'hui exagérée ; la grande majorité des pathologistes pensent avec raison que le traitement médical doit être toujours tenté et qu'on ne doit recourir à l'opération qu'après l'échec des méthodes médicales, d'autant plus que l'intervention au début de la maladie comporte des incertitudes et des dangers qui ne sont nullement à mépriser. D'autre part on sait aujourd'hui que la maladie a une tendance spontanée à la guérison et que l'acte opératoire ne fait qu'activer les processus curateurs de la nature ; comme le dit très judicieusement M. Jalaguier, « il faut éviter de soumettre à la laparotomie, quelque inoffensive qu'elle puisse être, des malades qui pourraient guérir spontanément. » A la suite de ces notions nouvelles une légère réaction s'est produite contre l'engouement et les exagérations des premiers temps en faveur du traitement chirurgical. Grâce aux importants travaux publiés dans ces derniers temps sur la curabilité de la tuberculose, grâce surtout aux travaux de Debove, Rendu, Mosetig-Moorhof, Follet, Marfan, Teissier, le traitement médical tend à reprendre la place qu'il mérite dans la thérapeutique de la tuberculose péritonéale. Enfin dans certains cas malheureux, soit à cause de l'extension des lésions, soit pour des raisons d'ordre extramédical, les moyens médicaux restent la seule ressource du médecin. C'est pour toutes ces raisons que nous jugeons nécessaire de donner au commencement de ce travail un court aperçu de ce mode de traitement qui, grâce au progrès de la science, a subi des modifications importantes. Nous ferons entrer dans le même chapitre l'étude de la ponction abdominale suivie ou non d'injections modificatrices, car cette petite opération fait véritablement partie de la chirurgie dite médicale et elle peut être facilement entreprise par les praticiens, les moins richement outillés pour la chirurgie abdominale. Malgré les objections formulées contre elle par certains chirurgiens, malgré les accidents redoutables auxquels elle peut donner lieu, la paracenthèse abdominale faite dans certaines conditions spéciales, bien précisées grâce aux travaux récents, peut rendre de grands services aux médecins et aux malades.

Nous avons divisé notre travail en 4 parties. Dans la première nous résumons les principes du traitement médical et nous exposons les conditions spéciales dans lesquelles on doit recourir à la ponction suivie ou non de lavages, d'insufflation d'air ou d'autres substances modificatrices. Dans la seconde partie nous donnons quelques détails sur les indications, le manuel opératoire et le pronostic éloigné de la laparotomie appliquée au traitement de la tuberculose péritonéale. Dans le 3° chapitre nous insistons particulièrement sur l'efficacité et l'utilité de laparotomies répétées, entreprises dans un but curatif et nous cherchons d'après les nombreux documents que nous avons entre les mains à préciser les indications et faire ressortir les effets favorables qu'on peut obtenir par ces interventions répétées à plus ou moins bref délai même dans les cas les plus désespérés. L'étude de ces cas nous amène tout naturellement à étudier brièvement le mode d'action de la laparotomie et les modifications histologiques, qui ont été observées après chaque opération : ce que nous exposons dans le 4° et dernier chapitre.

CHAPITRE PREMIER

TRAITEMENT MÉDICAL

Les anciens auteurs, ceux qui ont les premiers étudié la péritonite tuberculeuse, ont porté un pronostic des plus sombres sur l'issue de cette affection. Grisolle (1) disait : « Elle se termine presque nécessairement par la mort, après une durée qui varie entre deux mois et deux ans », et plus près de nous Teissier et Laveran (2) écrivaient : « La maladie se termine presque invariablement par la mort. » Cela tient peut-être à ce que la marche et la terminaison de la maladie constituaient alors un des signes distinctifs par excellence entre la péritonite tuberculeuse et les autres péritonites chroniques dites simples.

Aujourd'hui qu'on connaît mieux la curabilité de la tuberculose et de celle des séreuses en particulier, on n'a pas de difficulté à admettre que le processus tuberculeux au niveau du péritoine peut s'arrêter spontanément et même rétrograder par les seules forces de la nature sans qu'aucun traitement intervienne. Cette tendance sponta-

---

(1) GRISOLLE. Traité élémentaire et pratique de pathologie interne, 1857.
(2) TEISSIER et LAVERAN. Manuel de médecine, 1883.

née vers la guérison de la péritonite tuberculeuse, et plus spécialement de certaines de ses formes, constitue même une des indications capitales du traitement médical. En effet on peut, par des moyens médicaux appropriés, renforcer la résistance de l'organisme et augmenter ainsi les chances de succès qu'on a de triompher de l'infection tuberculeuse; mais, si ces moyens se montrent insuffisants, on doit recourir à des remèdes plus efficaces, et alors la ponction ou la laparotomie s'impose.

Le traitement médical est le traitement du début de toutes les formes de péritonite tuberculeuse. Quelle que soit l'évolution ultérieure de la lésion tuberculeuse, au commencement le péritoine réagit de la même façon contre l'agent infectieux. Les symptômes sont très obscurs au début et se rassemblent dans toutes les formes; le plus fréquemment un épanchement plus ou moins abondant, plus ou moins passager, constitue le phénomène initial de l'affection. Il est donc impossible d'établir dès le commencement une indication spéciale pour telle ou telle forme et les moyens médicaux doivent s'appliquer indistinctement dans tous les cas de péritonite tuberculeuse: on n'interviendra chirurgicalement qu'après l'échec de la médecine.

Le traitement médical est encore l'adjuvant indispensable de la laparotomie, dans quelque forme qu'on intervienne. Il faut avoir toujours à l'esprit que si cette opération constitue un des moyens des plus efficaces dont nous disposons contre la tuberculose péritonéale, elle est impuissante par elle-même à s'opposer à l'infection tuberculeuse; elle ne fait qu'activer les processus curateurs que

la nature met en œuvre contre les lésions tuberculeuses ;
il est donc utile de stimuler par un traitement général, re-
constituant les forces défensives de l'organisme dans la
lutte contre l'infection.

Comme nous le disions tout à l'heure, toutes les formes
de péritonite tuberculeuse peuvent être justiciables au
début du traitement médical. Cependant il y a une forme
qui paraît particulièrement favorable à ce traitement, c'est
la forme ascitique généralisée. C'est cette forme qui a
donné à la médecine ses meilleurs succès. Dans ces cas
le traitement médical doit être appliqué avec insistance et
aussi longtemps que l'état général n'en souffre pas. L'indication est encore plus formelle lorsqu'il s'agit de jeunes
sujets. Chez l'enfant, en effet, la tuberculose péritonéale,
comme du reste toutes les autres manifestations de la
phymatose, guérit avec une facilité surprenante, et sans
l'intervention d'une thérapeutique bien active. Tous les
médecins d'enfants sont d'accord pour déclarer qu'on
peut s'attendre à d'excellents résultats par les seules ressources de la médecine et qu'il ne faut pas se hâter trop
de soumettre ces petits malades à une intervention chirurgicale.

Enfin le traitement général est la seule ressource dont
nous disposons dans les cas malheureux, où l'on se trouve
dans l'impossibilité de recourir à une thérapeutique plus
active, soit de par la gravité et l'extension des lésions, soit
à cause d'autres complications, soit enfin pour des raisons
d'un autre ordre (répugnance du malade ou de son en-
tourage à accepter l'opération, etc.). Certes, étant
donné le peu de chances qu'on a de voir guérir sponta-

nément des malades trop avancées, on peut, en adoptant la
devise de la Société de chirurgie de Paris, proposer l'opération même dans les cas les plus désespérés ; il y a cependant des circonstances où toute intervention devient
véritablement inutile sinon dangereuse. Il est vrai aussi
que dans ces cas le traitement médical n'est qu'une trom-
perie pour le malade.

Traitement médical proprement dit. — Le traitement médical de la péritonite tuberculeuse est celui de
la tuberculose en général ; la base en est constituée par
l'alimentation, le repos, l'air. A ces trois grands remèdes
on doit adjoindre quelques agents médicamenteux ayant
une action sur la nutrition générale et dont le rôle est
d'augmenter les forces de résistance du terrain. Souvent
aussi on sera forcé, au cours de la maladie, de recourir à
une médication symptomatique pour combattre certains
accidents, tels que les diarrhées, la constipation, les vomissements, la douleur. Enfin des adjuvants très utiles de
la méthode seront les révulsifs, sous n'importe quelle
forme, et l'immobilisation du ventre par une couche de
collodion.

Traitement hygiénique. — Les principes scienti-
fiques de l'hygiène du tuberculeux sont aujourd'hui bien
connus par tous les médecins instruits, ce qui nous permettra d'être brefs sur ce chapitre (1).

Le repos physique indiqué dans toutes les formes de
tuberculose est ici obligatoire ; le travail intellectuel mo-
déré, par contre, peut être permis.

-----

(1) Voir l'excellent livre de MM. Daremberg et Chuquet. L'hygiène
des tuberculeux. Paris, 1898.

En combinant le repos à l'*aération* on prescrira le repos au lit ou sur une chaise longue dans une chambre bien aérée ou en plein air. La chambre doit rester ouverte jour et nuit et autant que possible le tuberculeux doit vivre au grand air, baigné constamment par une lumière diffuse et intense. Le séjour à la campagne, dans les montagnes et plus spécialement au bord de la mer permet de réaliser à la perfection ces deux conditions essentielles. Dans les stations maritimes, aux bénéfices de l'air et de la lumière vient s'ajouter l'action tonique et stimulante de l'air de la mer, dont les effets bienfaisants sur la nutrition générale sont mis hors de doute par des nombreuses observations cliniques.

Pour qu'une station maritime remplisse toutes les conditions nécessaires au traitement de la tuberculose, il faut qu'elle ne soit pas exposée à des variations brusques de la température et qu'elle soit bien abritée contre les vents. L'absence de brouillards, l'insolation prolongée sont aussi des conditions favorables au choix d'un climat marin. Parmi les nombreuses stations de ce genre il suffit de mentionner les plages de Normandie et de la Bretagne, les merveilleuses stations du littoral du golfe de Gascogne (Arcachon, Biarritz, Hendaye). Mais ce qui convient encore le mieux au traitement de la tuberculose péritonéale, ce sont les bords méditerranéens ou les villes situées non loin de la mer. La France et l'Algérie contiennent la plupart de ces stations ; Cannes, Nice, Menton, Alger, la Corse ne sont que les plus célèbres ; citons encore parmi les stations étrangères celles de la Rivière de Gênes, Pise, Rome, quelques villes de Sicile

(Catane et Palerme), le Caire, les îles de Madère, Malte, Corfou, etc. Un grand inconvénient pour certaines de ces stations situées trop au midi, c'est d'être exposées à certaines époques de l'année à des élévations de température qui favorisent les troubles intestinaux et diminuent sensiblement l'appétit.

A défaut de la mer on peut choisir pour le séjour de ces malades la montagne ou quelques stations situées à des altitudes moyennes. Mais dans la plupart des cas le séjour pur et simple à la campagne, loin des poussières, suffit pour traiter convenablement la tuberculose péritonéale.

Alimentation. — L'établissement d'un régime alimentaire chez un malade atteint de péritonite tuberculeuse est encore chose assez délicate. Il faut éviter autant que possible la surcharge alimentaire qui peut provoquer des troubles intestinaux assez gênants. Il est donc certain qu'on ne peut pas soumettre les malades de ce genre au régime de la suralimentation et il faut se contenter de la ration d'entretien nécessaire. Pour éviter toute cause d'irritation et de fatigue de l'intestin on lui fera ingérer les substances les plus assimilables et les plus nutritives, de façon à donner sous le plus petit volume la plus grande quantité possible d'aliments. Plus que dans les autres formes de tuberculose ici il faut « s'abstenir de formules d'alimentation absolues » (Grancher).

La base de l'alimentation sera constituée par le lait, les œufs, la viande, notamment la viande crue, sous forme de pulpe de viande, poudre de viande, etc. La zomothérapie telle qu'elle a été préconisée par le Pr Richer trouve ici une application excellente. Inutile de rappeler combien la surveillance doit être grande au point de vue des viandes contaminées par le bacille tuberculeux.

Pour pourvoir aux déperditions azotées, si intenses chez les tuberculeux, on prescrira aussi des légumes riches en azote tels que les lentilles, les haricots, les pois sous forme de purée. Les substances collagènes (gélatine) d'après Grancher et Barbier « sont incapables à elles seules de maintenir l'équilibre azoté, mais administrées en même temps que l'albumine elles économisent la désassimilation de celle-ci » (1).

Les graisses qui ont une importance de premier ordre dans l'alimentation des tuberculeux seront employées ici avec ménagement, parce qu'elles sont difficilement tolérées par le tube digestif; elles seront avantageusement remplacées par les hydrates de carbone sous forme de riz, de pâtes, pain, pommes de terre, sucreries. Les fruits, surtout les fruits cuits, sont permis à ces malades.

Quant aux boissons on en laissera le choix au malade; d'une façon générale, l'alcool à doses modérées est indiqué. Le vin coupé avec de l'eau ou une eau alcaline, la bière, surtout les bières anglaises très riches en matières azotées, le thé, constituent d'excellentes boissons de table.

Traitement médicamenteux. — Parmi les nombreux agents médicamenteux qui ont été vantés contre la tuberculose, *l'huile de foie de morue* et *l'arsenic* sont ceux qui jouissent depuis longtemps de la faveur parti-

----

(1) V. Traité de médecine Brouardel-Gilbert. t. VIII, p. 648.

entière des médecins. L'administration de l'huile de foie
de morue demande à être surveillée de près à cause de
l'intolérance, quelquefois invincible, du tube digestif; on
doit suspendre ce traitement dès que la diarrhée apparaît
ou que l'appétit diminue. L'arsenic est un des médicaments
les plus précieux dans le traitement de la tuberculose
péritonéale; c'est bien entendu comme modificateur de
la nutrition qu'il agit et qu'il n'a aucune prétention d'exercer
une action bactéricide. La forme la plus usuelle qu'on
emploie à l'heure actuelle est une combinaison orga-
nique, le cacodylate de soude, qui permet d'introduire
dans l'organisme 5 à 6 fois plus de métalloïde qu'avec
n'importe quelle autre combinaison inorganique. Le
mode d'introduction, qui convient le mieux, est la voie
hypodermique à la dose quotidienne de 0,05 à 0,10 conti-
grammes.

On utilise fréquemment dans le traitement général de
la tuberculose d'autres médicaments, dont l'action est
moins puissante. Nous citons en première ligne le tanin,
l'iode, les hypophosphites, le phosphore; à côté d'eux
se placent l'iodoforme, la glycérine, l'eucalyptol. La
créosote, qui constitue l'antiseptique le plus puissant
des voies aériennes et dont l'emploi est tout indiqué dans
la tuberculose pulmonaire à foyer ouvert, est bien moins
utile dans le cas de péritonite tuberculose; cependant
administrée par voie rectale, à la dose de 1, 2 et 3 grammes
émulsionnée dans du lait, elle pourrait rendre de réels
services, notamment dans les cas compliqués d'ulcérations
intestinales.

A l'occasion de l'étude des modificateurs de la nutrition, nous devons mentionner encore les eaux minérales, surtout les eaux arsenicales et chlorurées (Bourboule, Royat, Saint-Nectaire, Mont-Dore). En vérité, l'efficacité du traitement hydrominéral dans la tuberculose est bien contestée aujourd'hui.

Contre les différents accidents qui peuvent survenir au cours de la maladie on sera obligé de recourir aux médications habituelles. Contre *la diarrhée* on s'adressera aux différents antiseptiques intestinaux (benzonaphtol, salol, naphtol β), aux lavements antiseptiques, à l'acide lactique; puis aux sels de bismuth, aux opiacées. Les lavements créosotés réussissent quelquefois aussi à calmer la diarrhée. La *constipation* sera combattue par des lavements huilés ou glycérinés, le calomel à la dose quotidienne de 0,05 centigrammes chez l'adulte, et tous les autres laxatifs. S'il survient des *vomissements* on emploiera les boissons gazeuses glacées, l'eau chloroformée, les potions au menthol, à la cocaïne, etc., etc. Enfin contre les *douleurs*, si fréquentes dans la péritonite tuberculeuse on essayera les opiacés, les frictions aux pommades belladonnées, à l'onguent mercuriel; *la révulsion*. Celle-ci offre encore l'avantage d'agir contre le processus inflammatoire péritonéal; on peut donc en user largement sous forme de badigeonnages à la teinture d'iode, au gaïacol, de pointes de feu, d'application d'une couche épaisse de collodion. Ce dernier moyen en immobilisant le ventre atténue sensiblement les douleurs.

La ponction abdominale. — Cette petite opération chirurgicale est mise en œuvre tous les jours par les médecins; elle précède souvent des interventions plus radicales, comme la laparotomie, et souvent elle suffit, secondée par un traitement général, à amener la guérison dans certains cas de péritonite tuberculeuse, notamment chez les enfants.

La plupart des chirurgiens reprochent à ce « moyen aveugle et insuffisant » (Roersch) d'exposer à la blessure d'un vaisseau important, de l'épiploon, ou, ce qui est plus grave, à la perforation de l'intestin souvent accolé par des pseudo-membranes à la paroi abdominale. On l'accuse encore de pouvoir transformer un épanchement primiti- vement séreux en épanchement purulent et d'être insuffi- sant pour nettoyer la cavité péritonéale des dépôts fibri- neux, des fausses membranes, flottant dans le liquide péritonéal. Malgré toutes ces critiques, certainement exa- gérées, la ponction est appelée à rendre des grands ser- vices dans certaines formes de péritonite tuberculeuse.

La forme ascitique, lorsque le liquide est libre et que l'état général ne paraît pas se ressentir de la lésion locale, constitue peut-être l'indication principale et unique de la paracentèse abdominale. Même dans ces circonstances, si après une ou deux ponctions le liquide avait tendance à se reproduire ou si l'état du malade ne marchait pas franchement vers la guérison, on doit sans tarder recourir à la laparotomie. Cependant il ne faut pas oublier qu'on ne peut pas considérer comme récidive la formation d'un léger épanchement péritonéal immédiatement ou quelques jours après l'opération ; celui-ci peut être le résultat de la réaction péritonéale et disparaître rapidement.

On voit souvent la disparition définitive d'un épan- chement suivre la ponction simple ; mais, à l'instigation de Debove, on a cherché à rendre plus efficace ce moyen en faisant suivre l'évacuation du liquide ascitique de lavages antiseptiques, d'injection de substances modificatrices, d'insufflation d'air stérilisé. On a obtenu par ces méthodes de nombreuses guérisons et on a évité ainsi bien des fois des interventions plus graves.

C'est le Pr Debove (1) qui le premier eut l'idée de laver le péritoine, en faisant passer par la canule du trocart deux litres d'une solution d'eau boriquée chaude ; le malade guérit. Cette méthode, adoptée par Bruhl, Mathis, Monnier, Cecherelli, Gabbi (2), compte déjà à son actif de nombreux succès.

Plus tard, Riva substitua aux injections de substances antiseptiques les lavages du péritoine avec de l'eau stérilisée chaude de 37 à 40°. L'auteur recommande : d'évacuer complètement le liquide ; d'imprimer au malade des secousses, de façon à obtenir un lavage complet de la séreuse dans toutes ses parties ; d'employer de grandes quantités de liquide. On arrêtera le lavage lorsque le liquide qui sort contient très peu d'albumine. Sur 13 malades traités par ce procédé, Riva obtint 2 guérisons en quelques jours et 11 guérisons ou améliorations plus lentes.

Caubet (3) (de Toulouse) obtint aussi une guérison après injection de 10 litres d'eau stérilisée et distillée, portée à la température de 46°. Ce procédé a donné en-

---

(1) DEBOVE. *Société méd. des hôp.*, 10 octobre 1890.
(2) GABBI. *Riforma medica*, 1897, t. I.
(3) CAUBET. *Société méd. des hôp.*, 20 décembre 1895.

core à M. Baylac (1) 5 guérisons complètes et 3 améliorations passagères sur 8 cas de péritonite tuberculeuse à
forme ascitique.

L'idée de Caubet, en se servant d'eau distillée, était
d'imprimer, grâce à des actions osmotiques spéciales, des
modifications aux cellules péritonéales. C'est dans cette
même intention que Rendu, en 1895, proposa l'introduction dans le péritoine malade de topiques modificateurs
et injecta par la canule du trocart évacuateur le contenu
de 5 seringues de Pravaz, de naphtol camphré. Une irritation péritonéale assez vive suit généralement l'introduction
du liquide, mais elle ne tarde pas à se calmer au bout
de quelques jours. Pour éviter les phénomènes réactionnels, on recommande de ne pas évacuer complètement
l'épanchement ascitique.

Cette méthode a donné 4 succès entre les mains de
Rendu. Quatre autres guérisons ont été obtenues par Catrin (2), Berger (3), Spillmann (4) et du Cazal (5). Netter
ayant eu l'occasion de l'appliquer à deux enfants eut à
enregistrer une guérison et une mort due à l'extension du
processus tuberculeux. Dans un cas de Demmler (6),
traité de la même façon, l'injection se montra impuissante
à arrêter la marche de la maladie.

(1) Baylac. *XIIIe Congrès intern. de méd.*, 1900.
(2) Catrin. *Société méd. des hôp.*, 3 mai 1895.
(3) Berger, cité par Maurange. *La péritonite tuberculeuse*.
(4) Spillmann. *Revue méd. de l'Est*.
(5) Du Cazal. *Société méd. des hôp.*, 14 mai 1897.
(6) Demmler. *Gaz. des hôp.*, 14 avril 1894.

Notter a rapporté en outre un cas de mort, directement imputable à l'injection de naphtol camphré chez un enfant qu'il croyait atteint de péritonite tuberculeuse et qui succomba quelques heures après l'injection avec tous les symptômes d'intoxication expérimentale par cette substance; or, l'autopsie démontra qu'il s'agissait là d'une cirrhose du foie. Rendu, Catrin, Hanot firent remarquer avec raison que ce malade, ayant le foie altéré et la séreuse péritonéale plus ou moins saine, s'était trouvé dans des conditions favorables à l'absorption. Ce cas n'est donc pas comparable à ceux de péritonite tuberculeuse à marche chronique, à péritoine épaissi et profondément altéré dans ses fonctions.

Ainsi sur 11 cas traités par ce procédé, nous comptons 9 guérisons et deux morts, soit 82 pour 100 de succès.

Une autre méthode de traitement aussi simple et inoffensive a été introduite par Mosetig-Moorhof (1). Ce chirurgien se basant sur cette opinion, aujourd'hui bien établie, que ce qui agit surtout dans la laparotomie, c'est l'air, a proposé la ponction suivie d'insufflation d'air dans la cavité péritonéale. Celle-ci, à part l'action directe de l'air sur la séreuse ou sur le bacille de Koch, a pour effet d'empêcher le contact et le frottement des anses intestinales et limiter ainsi la production d'adhérences.

Follet (2) (de Lille) et son élève Lenoir (3), Duran (4)

(1) Mosetig-Moorhof. *Wiener med. Presse*, 1er janvier 1891.
(2) Follet. *Académie de méd.*, 1894.
(3) Lenoir. *Thèse*, Lille, 1895.
(4) Duran. *Congrès de Moscou*, 1897.

(de Barcelone), se sont faits les défenseurs de cette méthode et ont rapporté plusieurs cas de guérison.

Tout récemment P. Teissier (1), dans une série d'expériences entreprises sur des lapins, a cherché à mieux étudier l'influence de l'air sur le péritoine malade et à préciser la part qui revient à chacun de ses éléments constituants dans la guérison des lésions tuberculeuses. Il résulte de ses recherches que l'injection d'oxygène, d'acide carbonique, d'azote, est capable d'arrêter l'infection tuberculeuse péritonéale, mais que l'injection d'air in toto est toujours plus efficace. Par cette dernière méthode, sur 12 malades traités, il a obtenu 10 guérisons et 2 améliorations sensibles.

Brial (2), dans sa thèse, a réuni 11 observations dues à Mosetig-Moorhof (2 cas), Folet (1 cas), Lenoir (1 cas), Duran (2 cas), Wannebroucq (1 cas), Wins (2 cas), Picot (2 cas). Sur ces observations, on relève 9 guérisons, 1 amélioration et un cas (Picot) dans lequel l'amélioration locale fut des plus nettes, mais dans lequel la mort est survenue au bout de 3 mois, par suite de l'extension du processus tuberculeux aux poumons. En ajoutant un cas de guérison obtenue par Gangolphe (3) à la suite d'injection d'oxygène, et un cas de Laroche (4), dans lequel l'ascite n'a cédé qu'à la suite de 35 ponctions, dont plusieurs ont été suivies d'insufflation d'air, d'oxygène ou

---

(1) Tessier. *Congrès de la tuberculose*, 1898. *Congrès intern. de méd. de Paris*, 1900.

(2) Brial. *Thèse*, Bordeaux, 1898.

(3) Gangolphe. *Lyon médical*, 12 juin 1898.

(4) Laroche. *Thèse*, Paris, 1900.

d'azote, on arrive à un total de 23 cas. De ces 23 cas traités par la méthode de Mosetig-Moorhof, 22 ont été guéris ou améliorés notablement ; ce qui donne 95 pour 100 de succès.

S'il était permis de tirer des conclusions d'après un nombre aussi restreint d'observations, il semble que ce procédé, par sa simplicité, son innocuité et les résultats qu'on obtient, soit un mode de traitement très recommandable. Pour ce qui est de la technique des insufflations, elle est bien simple : après évacuation, on injecte par un procédé quelconque (gazomètre, aspirateur de Potain) le gaz qu'on a soin de faire barboter au préalable dans un flacon contenant une solution antiseptique chaude.

Avant de terminer ce chapitre, nous devons mentionner encore une tentative thérapeutique faite par Pinard et Kirmisson. Dans un cas de récidive après laparotomie, ces auteurs ont injecté dans la cavité péritonéale du sérum de chien. Le malade guérit.

D'autre part, Ausset et Bedard ont soumis à l'action des rayons Rœntgen une fillette de 9 ans atteinte de péritonite tuberculeuse et traitée successivement par des ponctions, la laparotomie, de nouvelles ponctions, des lavements créosotés. La petite malade, après cinq mois de traitement, guérit. Ces auteurs croient pouvoir attribuer à l'action des rayons X leur succès thérapeutique.

---

(1) *Arch. d'électric. méd.*, 1899, p. 199.

CHAPITRE II

TRAITEMENT CHIRURGICAL. LAPAROTOMIE

L'influence favorable de la laparotomie dans le traitement de l tuberculose péritonéale ne saurait être mise
en doute par personne. Malgré la tendance naturelle de
cette affection vers la guérison, le nombre des insuccès obtenus par les moyens médicaux est encore assez considérable. Dans les statistiques de ces derniers temps,
on trouve que la mortalité a sensiblement diminué
et ces résultats ont été obtenus depuis que la laparotomie
est entrée dans la thérapeutique de la péritonite tuberculeuse. D'après Pic, la péritonite tuberculeuse a été améliorée ou guérie par les moyens médicaux dans 37 pour 100
des cas ; tandis que traitée par la laparotomie elle a été
améliorée ou guérie dans 74,62 pour 100 des cas. Aujourd'hui, ce chiffre même, grâce aux perfectionnements
apportés à la technique opératoire, est bien plus élevé.

Sur l'ensemble des cas de péritonite tuberculeuse sans
distinction aucune de forme, les statistiques modernes
nous donnent 80 à 85 pour 100 de succès.

Il est donc indiscutable que la laparotomie augmente
singulièrement les chances de guérison du malade ; d'un
autre côté elle offre si peu de dangers qu'on est parfaite-

ment autorisé à la proposer même dans les cas les plus désespérés. « La laparotomie, dit Jalaguier, est une chance de guérison qu'on ne doit pas refuser au malade ; on a tout à gagner et rien à perdre. »

Autant que possible l'opération doit être faite d'une façon toujours précoce, à un moment où l'organisme conserve encore des forces suffisantes pour lutter contre l'infection ; car, ainsi que nous le disons ailleurs, il ne faut voir dans la laparotomie qu'un auxiliaire très puissant des processus curateurs que la nature possède contre l'infection tuberculeuse.

Il est naturel que les résultats de l'intervention chirurgicale sont très variables et dépendent en grande partie de la date à laquelle on opère, de l'âge du sujet, des conditions du terrain, de la forme anatomo-clinique de la maladie, des complications, etc. Il est donc très important de poser les indications précises de cette intervention.

Indications tirées de la forme de la péritonite tuberculeuse. — Il est certain que toutes les formes de péritonite tuberculeuse ne donnent pas d'aussi bons résultats et qu'il y en a qui sont plus ou moins favorables à l'intervention chirurgicale. Mais avant de passer à l'étude des indications tirées de la forme clinique de la maladie, nous sommes forcé de dire quelques mots sur les différentes formes de cette affection.

Il est classique depuis la thèse de Boulland (1), faite sous l'inspiration de M. Fernet, d'admettre trois formes

____

(1) BOULLAND. *Thèse*, Paris, 1885.

principales. Cette division est basée sur des considérations anatomo-pathologiques ; on sait en effet depuis les travaux illustres de M. Grancher que le tubercule est susceptible d'évoluer en trois sens différents : il reste à l'état de granulation grise, il peut subir la transformation fibreuse (qui caractérise sa marche naturelle vers la guérison), enfin il peut dégénérer, s'ulcérer, se caséifier. D'où trois formes principales : la forme miliaire, la forme ulcéreuse et la forme fibreuse.

L'irruption de tubercules dans la séreuse péritonéale est toujours accompagnée de symptômes plus ou moins graves, plus ou moins intenses. Dans les formes chroniques qui seules nous occupent dans ce travail, grâce à l'atténuation du virus tuberculeux les phénomènes locaux l'emportent sur les phénomènes généraux et permettent d'après la façon dont se comporte la séreuse vis-à-vis du tubercule, d'après la force de résistance de la néoplasie tuberculeuse, de distinguer trois formes de péritonite. Ces formes ne présentent en réalité que des stades successifs d'une même évolution pathologique. Mais par leurs caractères cliniques et pronostiques, par les indications qu'elles comportent au point de vue thérapeutique, elles méritent d'être bien distinguées et d'être étudiées séparément.

L'apparition de la granulation grise dans le péritoine, par les congestions pérituberculeuses qu'elle amène, provoque de la part de la séreuse la sécrétion d'une certaine quantité de liquide avec formation de quelques exsudats séro-fibrineux ; d'où une première forme, *ascitique*, qui représente la première période de la maladie. Plus tard le tubercule évoluera soit vers la transformation fibreuse, soit vers la caséification ; d'où deux autres formes, la forme *fibreuse* ou *fibro-adhésive*, et la forme *caséeuse* ou *ulcéreuse* qui représentent les périodes terminales de cette affection. Bien entendu il est rare de trouver toutes ces formes dans leur pureté et le plus souvent on a affaire à des états intermédiaires qu'il est quelquefois très difficile de classer dans tel ou tel groupe.

La *forme ascitique* se caractérise par un épanchement ordinairement très abondant, jaune citrin, transparent, parfois sanguinolent ou séro-purulent. La séreuse est parsemée de granulations tuberculeuses assez superficielles, plus ou moins volumineuses, en nombre ordinairement peu considérarable ; elle est épaissie, dépolie, recouverte par places par des exsudats fibrineux qui se détachent assez facilement.

Le liquide peut se résorber en partie ou en totalité, le péritoine se couvrir de dépôts fibrineux et de fausses membranes épaisses et résistantes. Des adhérences fibreuses rétractiles soudent souvent entre elles les anses intestinales, formant des loges qui enkystent un liquide séreux ou légèrement hémorragique ; des brides relient entre eux les deux feuillets péritonéaux et les organes de l'abdomen : c'est la forme *fibreuse* ou *fibro-plastique*. Grâce à la prolifération des couches conjonctives sous-péritonéales, les cellules embryonnaires envahissent la surface des tubercules et par leur transformation en tissus fibreux adultes, les enkystent et s'opposent ainsi à l'extension de l'infection bacillaire (tubercules fibreux, tubercules de guérison de Grancher). Parfois on ne distingue ni adhérences ni liquide : on ne trouve que quelques tubercules enkystés. C'est la forme *sèche* proprement dite.

Si le tubercule évolue dans un sens défavorable, il subit la dégénérescence caséeuse, il s'ulcère : on a alors la forme *caséeuse* ou *ulcéreuse* qui est l'expression de la faible résistance du terrain. Dans celle-ci on trouve le péritoine épaissi, très vascularisé ; il est recouvert de fausses membranes friables criblées de granulations grises et de petits abcès. En vertu de la double tendance fibro-caséeuse (Grancher) du tubercule, il se forme en même temps que les lésions caséeuses des adhérences fibreuses solides qui englobent les organes abdominaux ; en cherchant à les détacher on voit sourdre de tous côtés du pus résultant de la fonte purulente des masses caséeuses (forme fibro-caséeuse). Dans cette forme à cause de la friabilité des tissus, à cause de la tendance ulcéreuse des lésions, les ulcérations des organes voisins ne sont pas rares ; on voit en effet se produire des fistules intestinales, des abcès stercoraux, la caséification des ganglions mésentériques qui forment de véritables abcès froids intrapéritonéaux.

Forme ascitique. — C'est la forme qui donne ses meilleurs succès à la laparotomie, si on s'astreint à une antisepsie rigoureuse et si l'on suit les préceptes les plus récents du manuel opératoire. Mais étant donnée la tendance naturelle toute spéciale de cette forme à la guérison, la question se pose de savoir à quel moment il faut opérer. Comme nous l'avons dit à propos du traitement médical, il ne faut pas se hâter de soumettre les malades de ce genre à une opération, surtout lorsqu'il s'agit de jeunes enfants. On ne doit intervenir que lorsque l'organisme semble se mettre en état d'infériorité dans la lutte contre l'infection tuberculeuse. Toutefois si une opération précoce est au moins inutile il ne convient pas non plus de temporiser trop longtemps pour intervenir.

D'une façon plus précise, l'opération est indiquée : si l'état général est médiocre, si les signes fonctionnels (amaigrissement, asthénie, fièvre, sueurs) ont une tendance à s'aggraver ; si l'ascite n'a aucune tendance à se résorber et se reproduit facilement après une ou deux ponctions. Une expectation trop prolongée affaiblirait les chances du succès opératoire.

Dans cette forme, la laparotomie, comme l'a dit M. Bouilly, devient une indication pressante lorsqu'on découvre que l'ascite est le point de départ d'une lésion localisée, d'une lésion tuberculeuse des annexes ou autre.

Forme fibreuse ou fibro-plastique. — Qu'elle soit accompagnée ou non d'épanchement, les indications sont à peu près les mêmes que dans la forme précédente. On connaît qu'elle représente l'effort victorieux de la nature contre les lésions du péritoine. Il est donc inutile d'intervenir tant que l'état général se maintient bon. « Respectez la transformation fibreuse des tubercules, la nature ne ferait rien de plus. » (Legueu.)

Dans cette forme, des circonstances qui rendent l'opération nécessaire sont : les douleurs persistantes du ventre, les phénomènes d'occlusion intestinale, dus soit à des adhérences qui se sont formées entre les anses intestinales, soit à des brides fibreuses qui étranglent l'intestin. L'intervention sera encore justifiée si l'état général du malade décline, si apparaissent des poussées fébriles avec sueurs nocturnes, amaigrissement, ce qui indiquerait une recrudescence de l'infection, une reprise de la marche en avant des lésions locales.

On sait que bon nombre d'auteurs contestent l'efficacité de l'opération dans la forme sèche; cependant les succès obtenus par Terrillon, Jacob, Poncet, Jordan, Galvani, les faits recueillis par Roersch, prouvent abondamment que cette forme aussi est justiciable du traitement chirurgical et que les chances de succès sont considérables.

FORME FIBRO-CASÉEUSE OU ULCÉREUSE. — C'est la forme la plus grave; c'est elle qui a donné les résultats les moins brillants, mais c'est elle aussi qui constitue l'indication la plus formelle du traitement chirurgical. Étant donné le peu d'espoir qu'on a de voir guérir spontanément cette forme de l'affection, même avec le secours des moyens médicaux, la laparotomie reste le seul moyen de salut. Dans ces cas, ainsi que le proclame Maurange, il *faut toujours* opérer.

Dans cette forme, généralement, l'épanchement n'est pas très abondant, mais il est toujours suppuré. Le plus souvent on constate des adhérences agglutinant l'intestin, au milieu desquelles on trouve des masses de tubercules en pleine dégénérescence caséeuse. Le pus baigne et infiltre tous les interstices; d'autres fois il se collecte de façon à former de véritables abcès intrapéritonéaux. Le chirurgien doit ouvrir tous ces abcès et les drainer, enlever le plus possible de masses caséeuses, débarrasser les intestins des adhérences, celles du moins qui sont faciles à détacher.

L'opération est donc bien plus longue et laborieuse. Étant donnée la friabilité des tissus tuberculeux, il résulte souvent des perforations intestinales avec formation de fistules stercorales. D'autres fois s'établissent des fistules intarissables qui épuisent le malade. Pour tous ces faits le pronostic opératoire s'aggrave considérablement. Cette forme est une véritable phtisie galopante qui reste en dehors des ressources de la médication interne. Ici donc l'opération, malgré la gravité du pronostic, malgré les résultats défavorables que nous donnent les différentes statistiques, est toujours indiquée et comme le dit Maurange : « Si mauvais que soient les résultats ils sont toujours supérieurs à ceux que donne le traitement médical ». Marfan a prétendu que, même dans ces formes, on a vu l'évolution fibreuse ou calcaire se produire spontanément par le seul secours du traitement médical, « mais ce sont là des cas exceptionnels sur lesquels on ne peut pas compter » (Maurange).

Avant d'aller plus loin il est nécessaire de dire quelques mots sur les formes les plus fréquentes de péritonite localisée.

La périlyphlite tuberculeuse localisée (1), soit simple, soit accompagnée de lésions du cæcum ou de l'appendice, constitue une indication d'intervenir. Si les lésions se limitent à la séreuse on agit comme dans les cas d'une péritonite tuberculeuse généralisée : on ouvre le ventre, les collections purulentes et on lave. Dans les cas où l'intestin est atteint on peut encore se contenter de l'ouver-

______

(1) Le Bayon. De la typhlite tuberc. chron. *Thèse*, Paris, 1893.

ture pure et simple ; mais d'après les chirurgiens qui se sont occupés de la question (Broca, Bouilly, Czerny), il semble même que dans ces derniers cas l'opération radicale, malgré sa complexité, soit plus favorable qu'une simple laparotomie.

L'épiploïte tuberculeuse localisée (1) est rare. Elle nécessite l'intervention suivie de l'excision de la partie malade.

Les cas de *périhépatite tuberculeuse* sont encore peu nombreux et ne permettent pas de tirer des conclusions bien précises.

Indications tirées des troubles fonctionnels. — Plus que la prédominance et l'intensité de tel ou tel symptôme, c'est l'ensemble des troubles fonctionnels et la répercussion que ceux-ci auront sur l'état général, qui commandent l'intervention. Les diarrhées, les vomissements, par la dénutrition profonde qu'elles amènent, la fièvre persistante et tenace, à moins qu'elle ne soit l'indice d'une poussée granulique, bien loin de constituer une contre-indication, sont des raisons pour hâter l'intervention. On voit presque toujours ces symptômes, qui ont résisté aux moyens médicaux, disparaître comme par enchantement, immédiatement ou quelques jours après l'incision du ventre. L'amaigrissement, les sueurs nocturnes, l'inappétence qui sont les signes d'une infection très virulente ne constituent pas non plus une contre-indication.

L'aggravation graduelle et progressive de tous les

____

(1) LABORAU. Épiploïte tuberculeuse. *Semaine méd.*, 1891, p. 428.

troubles fonctionnels est une indication des plus formelles d'intervention ; c'est même sur ce seul fait que l'on se base le plus souvent pour porter le diagnostic de la forme ulcéreuse.

Bien entendu, il ne faudra pas attendre que le malade arrive à un état de cachexie extrême pour se décider à opérer, car on courrait le risque de voir le patient succomber entre les mains de l'opérateur.

Indications tirées de lésions de voisinage. — Il n'est pas rare, dans la péritonite tuberculeuse, que des organes recouverts par la séreuse péritonéale présentent des lésions de même nature ; quelquefois même, la tuberculose de l'un de ces organes a servi de point de départ à une généralisation du processus tuberculeux au péritoine. D'une façon générale, la concomitance de ces lésions assombrit le pronostic ; elle demande parfois des manipulations complexes et dangereuses qui ne sont pas sans pouvoir compromettre les résultats de l'opération.

Parmi ces complications, les lésions des *organes génitaux* sont les plus fréquentes et en même temps les plus bénignes.

Il faut distinguer les cas dans lesquels les organes génitaux sont seuls atteints, de ceux dans lesquels il y a concomitance d'une péritonite tuberculeuse généralisée. Dans les premiers la lésion est rarement diagnostiquée ; on agit comme pour une salpingite simple, c'est-à-dire que l'on pratique l'ablation des annexes ; la diagnose s'établit à l'examen des parties extirpées. Dans le second cas, on traite par la laparotomie ; en cas de pyosalpinx, on se contente d'ouvrir la poche purulente et de laver.

Quelques chirurgiens complètent l'opération par l'ablation des annexes. Il faut savoir que les résultats, dans les deux cas, sont sensiblement les mêmes. Quoi qu'il en soit, l'existence de lésions de l'appareil génital est une indication très nette d'intervention. « Dans les salpingites tuberculeuses, la péritonite tuberculeuse, loin d'être une contre-indication à l'intervention, est une indication de plus. » (Delbet.)

Les *lésions intestinales* sont très fréquentes (Israël). König soutient même que, presque toujours, la péritonite tuberculeuse est la suite d'une affection propagée de l'intestin. Sur 107 cas, Philips, son élève, a trouvé 83 fois la tuberculose intestinale primitive. Spillmann, au contraire, n'a constaté ce mode de début que 8 fois sur 43 cas de péritonite tuberculeuse. Ces lésions ne constituent pas non plus une contre-indication, sauf si elles sont profondes et diffuses. Le diagnostic de ces lésions est d'ailleurs très délicat. En présence de l'obscurité des signes il est difficile d'établir si la paroi intestinale est intéressée; on ne peut pas compter pour le diagnostic sur la présence d'une diarrhée persistante et tenace ; on la voit en effet souvent s'arrêter à la suite de l'intervention. On n'aura la certitude que si l'on trouve du melæna dans les selles, indice d'une entérite tuberculeuse grave ; dans ce cas, la contre-indication est formelle.

La *tuberculose rénale* est une complication grave, qui commande l'abstention ; cependant il ne faut pas confondre les tuberculoses rénales vraies qui se révèlent par une albuminurie intense, l'augmentation du volume du sein, l'hématurie, etc., avec les albuminuries légères et passagères qui s'observent fréquemment dans le cours de la phymatose.

Indications tirées des complications extrapéritonéales. — La dissémination des lésions tuberculeuses (foyers osseux, adénites suppurées, fistule anale, etc.) est une condition défavorable à l'issue de l'opération. L'infection tuberculeuse déterminera ainsi une déchéance de l'organisme qui succombera fatalement à l'extension des lésions. L'opération n'aura pour effet que de supprimer un seul foyer morbide, le foyer péritonéal ; elle sera donc incomplète. Cependant, la contre-indication est loin d'être absolue, et si l'état général n'est pas mauvais, on devra toujours intervenir.

La TUBERCULOSE PLEURALE n'est pas une contre-indication absolue. Une pleurésie, par continuité du processus du péritoine à la plèvre, sèche ou accompagnée d'épanchement peu abondant, n'est pas un obstacle à l'intervention ; au contraire, d'après Routier, elle constitue une indication pressante. Cependant, si la tuberculose pleurale se trouve en puissance, si l'épanchement est abondant et n'a aucune tendance à diminuer, si en même temps il s'accompagne d'un léger mouvement fébrile et de signes fonctionnels graves, il vaut mieux s'abstenir. Les cas de Terrier, de Poncet, nous renseignent suffisamment à cet égard. Dans ces circonstances, les troubles apportés à l'hématose rendent la chloroformisation même du malade dangereuse.

LÉSIONS PULMONAIRES. — Il est certain que si on se contentait d'opérer seulement les cas de tuberculose bien localisée au péritoine, le nombre des opérés serait considérablement restreint. Valenta Van Marchturn, sur 19 opérés, a trouvé 11 fois les signes d'une tuberculose pulmonaire au début. On ne peut donc pas refuser le bénéfice de l'opération à ceux qui ne portent que des lésions très légères ; c'est l'avis de Maurange, Pic, Kummel, Pribram, Wheeler. Il y a en effet très peu de chirurgiens qui n'opèrent pas lorsque les lésions du sommet se trouvent à la première période. Seules les lésions de ramollissement, et à plus forte raison les lésions caverneuses doivent faire réfléchir sérieusement le chirurgien avant d'intervenir. Même en cas de ramollissement, si les lésions ont une évolution lente et chronique, si elles semblent bien localisées et s'accompagnent d'un bon état général, l'opération n'est pas contre-indiquée. Comme le font observer Johnston, Thomson, Schwartz, Parker Sims, l'intervention améliore souvent l'état des poumons. Chez les enfants, cette question ne sera que rarement posée, car on sait combien la localisation pulmonaire est rare chez eux.

Technique opératoire. — A l'heure actuelle on peut dire que l'opération la plus simple et la plus courte est toujours la meilleure. « L'incision pure et simple a été tout aussi efficace et même plus efficace que les opérations les plus complètes. » (Jalaguier.)

Cependant dans les cas malheureux, dans lesquels on se trouve en face de fausses membranes, plus ou moins résistantes, qui enkystent des liquides séreux ou purulents, avec formation d'adhérences fibreuses, il est indiqué d'évacuer ces collections liquides, de débarrasser les anses intestinales des fausses membranes et d'enlever les brides fibreuses qui pourraient étrangler les intestins.

Aujourd'hui après les nombreux moyens qui ont été essayés dans le but d'augmenter l'efficacité de la laparotomie on est revenu aux procédés simples et anodins qui avaient été employés dès le commencement par l'inventeur même de la méthode. König sur un relevé de 130 cas publiés par différents auteurs et dans lesquels on a appliqué les traitements les plus variés, a trouvé que dans 50 cas dans lesquels on n'avait employé aucun antiseptique les résultats ont été bien meilleurs que dans une seconde catégorie de 80 cas dans lesquels ont été essayés les antiseptiques les plus divers. Il semble au moins logique que du moment que le péritoine dispose de processus curateurs naturels, le chirurgien ait tout intérêt à ne pas compromettre, par des agents physiques ou chimiques, la vitalité de ses éléments et à ne pas troubler l'œuvre de la nature.

Incision. — L'incision se fait en général sur la ligne médiane, sous l'ombilic, sur une longueur de 7 à 9 centimètres; on incise la paroi abdominale couche par couche, mais il faut se rappeler que très souvent les différents plans sont très vascularisés et plus ou moins confondus, de façon qu'il n'est plus facile de les distinguer. Chez l'enfant la couche graisseuse sous-péritonéale est très épaisse et ressemble, à se méprendre, à l'épiploon. Le péritoine est, la plupart du temps, très épais et va jusqu'à mesurer 1 centimètre à 1 centimètre et demi d'épaisseur.

L'incision médiane est la règle dans la forme ascitique généralisée à épanchement libre ; mais si le liquide est enkysté il est préférable d'inciser sur le point culminant de la partie fluctuante. Cependant un grand nombre de chirurgiens même dans ce cas pratiquent l'incision médiane et c'est par cette ouverture qu'ils cherchent à atteindre les collections enkystées.

Dans les cas où l'on soupçonne l'existence d'adhérences contre la paroi abdominale, l'incision doit être faite avec une extrême prudence ; le péritoine perd souvent sa coloration normale, l'épiploon et l'intestin sont si intimement adhérents à la paroi, qu'on risque de blesser ses organes. Cet accident est particulièrement à redouter dans la forme sèche, quelquefois même il est inévitable ; Maurange a pu le signaler 11 fois dans les observations publiées par les chirurgiens les plus habiles. Le Pr Galvani préoccupé surtout des éventrations qui surviennent souvent à la suite de l'incision sur la ligne blanche, plus fréquentes encore dans le cas de laparotomies répétées, nous écrivait dernièrement qu'il se proposait dorénavant de pratiquer une incision latérale et arriver au péritoine par déplacement du muscle droit de l'abdomen, comme cela se pratique pour l'appendicite.

Après l'ouverture du ventre on évacue le liquide en s'aidant par la compression des flancs. On introduit ensuite deux ou trois doigts pour explorer la cavité abdominale ; on décolle avec le plus grand ménagement les fausses membranes les plus molles et on enlève les adhérences, celles du moins qui n'opposent pas une grande résistance. Il faut se rappeler que la nature des lésions a rendu les tissus très friables et que ceux-ci se déchirent par le moindre effort.

Dans les formes ulcéreuses on doit extraire le plus possible de matières caséeuses ; si l'on trouve des collections purulentes enkystées on les incise et on les vide avec les plus grandes précautions pour éviter les blessures de l'intestin. Si l'on intervient pour des accidents d'occlusion intestinale on procède au débridement des anses avec prudence et sans trop insister. Dans la forme sèche on se contentera de l'incision pure et simple qui sera faite sur la ligne médiane.

Quelle est la conduite à tenir dans les cas où l'on se trouve en face d'autres lésions tuberculeuses ? Si les annexes sont malades, les opinions des chirurgiens sont partagées : Les uns pratiquent l'ablation des parties malades, de crainte qu'elles ne deviennent le point de départ d'une nouvelle infection ; les autres, qui, aujourd'hui sont les plus nombreux, préfèrent s'abstenir de tout délabrement. Les résultats obtenus par ces derniers paraissent au moins aussi satisfaisants que ceux des autres.

Si en ouvrant la cavité abdominale on se trouve en présence de ganglions mésentériques faisant tumeurs, quelques chirurgiens proposent de les enlever s'ils sont facilement énucléables ; mais s'il existe des petits ganglions en chapelet, le long de la colonne vertébrale, il est évident qu'on ne peut pas songer à les extraire. Dans ce dernier cas, et même dans le premier, on a une tendance à agir comme dans les cas ordinaires, et après lavages et attouchement à la gaze iodoformée refermer le ventre.

A propos des complications tuberculeuses génitales, nous rappellerons la méthode préconisée par Löhlein qui conseille dans la péritonite tuberculeuse, l'incision du cul-de-sac de Douglas ; par cette ouverture on peut facilement évacuer le liquide ascitique et en même temps procéder à l'extirpation des parties génitales malades. Tout récemment encore, Baumgart (1) est revenu sur ce mode de traitement et se déclare très satisfait des résultats obtenus par la colpo-cœliotomie. En comparant cette méthode à celle de la laparotomie il trouve que la première expose moins au choc opératoire et à l'infection. En ce qui concerne le mode d'action, il croit que la colpo-cœliotomie ne doit pas agir autrement que la laparotomie.

LAVAGE ET TOILETTE DU PÉRITOINE. — La plupart des chirurgiens pratiquent le lavage soit avec des solutions antiseptiques, soit avec de l'eau stérilisée chaude. Ce lavage présente l'avantage d'agir au moins mécaniquement en balayant la surface du péritoine de tous les flocons fibrineux, des débris pseudo-membraneux, et de stimuler l'activité des tissus péritonéaux (2). Dans la forme ascitique simple, lorsque le liquide qui s'écoule est clair et ne renferme pas trace de pus, beaucoup de chirurgiens s'abstiennent du lavage et se contentent d'absterger soigneusement les dernières gouttes de liquide, à l'aide de tampons ou de compresses aseptiques.

Le lavage avec des solutions antiseptiques est tout indiqué lorsque le liquide est séro-purulent ou purulent. On s'est servi des solutions antiseptiques les plus diverses : acide borique à 4 pour 100, acide phénique à 1 pour 100, sublimé à 0,2 pour 1 000, teinture d'iode à 1/10,

---

(1) BAUMGART. La laparotomie et la calpo-cœliotomie dans la péritonite tuberculeuse. *Deutsche med. Woch.*, 1901, nos 2 et 3.

(2) KÖNIG, le premier, a insisté sur le peu d'action des antiseptiques employés, et dans sa statistique, il a montré que les meilleurs résultats étaient obtenus dans les cas où on ne s'était servi d'aucun antiseptique.

chlorure de zinc à 1 pour 1000, acide salicylique à 1 pour
1 000, etc... En réalité, n'importe quelle substance antiseptique est bonne à condition qu'elle ne soit pas employée
en solution assez concentrée pour compromettre la vitalité
des éléments cellulaires du péritoine. Dans ces conditions,
l'usage de l'eau stérilisée à 45° ou 48° présente l'avantage
de ne pas introduire dans l'organisme de substance toxique
et en même temps de stimuler les cellules péritonéales.
M. le Pr Galvani associe les deux principes et pratique
systématiquement dans tous les cas un lavage de 5 litres
de sublimé à 1 pour 4 000, suivi d'un autre lavage à l'eau
stérilisée à 45°, qu'il continue jusqu'à ce que le liquide
ressorte parfaitement clair.

Dans le cas de lésions caséifiées, beaucoup de chirurgiens pratiquent, sur les parties les plus atteintes, des attou-
chements avec un tampon imbibé de substances diverses
(naphtol camphré, éther, iodoforme). Routier a proposé de
saupoudrer le péritoine avec de l'iodoforme finement pul-
vérisé, méthode qui ne paraît pas être sans inconvénients.

Quelques auteurs partant de cette opinion aujourd'hui
reconnue fausse, que la guérison de la péritonite tuberculeuse s'obtient principalement grâce aux adhérences,
conseillent de maltraiter le péritoine soit mécaniquement,
soit chimiquement, afin d'obtenir une vive réaction de la
part de la séreuse et la formation d'adhérences. Kümmel,
Tricomi pratiquent des frottements assez vigoureux de la
séreuse avec des compresses de gaze iodoformée imbibées
d'une solution de glycérine iodée à 10 pour 100. Aujour-

---

(1) Xe *Congrès de la Société Ital. de chir.*, 1895.

d'hui la formation de ces adhérences est considérée comme complètement inutile au processus de guérison, et souvent dangereuse à cause des étranglements auxquels elles peuvent donner lieu. Nous doutons fort qu'à l'heure actuelle il existe encore des chirurgiens pour se servir de ce moyen barbare.

Drainage. — L'établissement du drainage à la suite de l'ouverture du ventre est une des questions qui ont suscité de vives discussions parmi les chirurgiens. Les inconvénients du drainage sont plus grands que ses avantages et il est admis généralement qu'on doit l'éviter toutes les fois qu'une indication spéciale n'en impose pas l'emploi.

Le drainage est formellement indiqué toutes les fois qu'il existe des poches purulentes et, à plus forte raison, des abcès gazeux ou stercoraux ; dans ces cas le drainage par le procédé de Mickulicz est spécialement recommandé ; les drains rigides et les tubes de caoutchouc risquent de blesser les intestins. Moins évidente est l'utilité du drainage dans les cas nombreux où le liquide ascitique est séreux ou légèrement purulent.

Beaucoup d'auteurs incriminent à juste raison le drainage d'être la cause de fistules intarissables et de favoriser l'infiltration tuberculeuse à travers la paroi abdominale. On a signalé l'ulcération de l'intestin, et dans un cas personnel nous avons observé à la suite du drainage, justifié par la présence de nombreuses poches purulentes, l'établissement d'une fistule qui a entraîné l'ulcération de la paroi vésicale ; il s'établit ainsi spontanément un mois après l'opération une fistule vésico-abdominale.

Si l'indication du drainage n'est pas formelle il vaut

mieux l'éviter; en tous cas il y a avantage à le supprimer le plus tôt possible.

Suture de la paroi abdominale. — Dans les cas simples on pratique la suture à trois étages. Mais dans les cas de lésions tuberculeuses avancées la plupart des chirurgiens préfèrent la suture à un seul étage, soit au crin de Florence, soit au catgut, prenant toute l'épaisseur de la paroi. Il n'est pas rare en effet de constater dans les observations publiées la contamination de la plaie. M. Jalaguier et beaucoup d'autres, qui ont constaté à la suite d'une suture à trois étages au catgut la contamination du trajet de dedans en dehors et la formation d'une ulcération tuberculeuse de la paroi, ont renoncé complètement à ce mode de suture.

Suites opératoires. — Elles sont ordinairement des plus simples. Dès les premiers jours il est indispensable d'instituer le traitement médical, car il ne faut pas oublier que, si la laparotomie agit de la façon la plus heureuse sur les lésions tuberculeuses du péritoine, il est toutefois nécessaire de mettre l'organisme en état de défense contre l'infection générale.

Souvent, les jours qui suivent l'opération on voit apparaître des phénomènes de péritonisme dus à l'irritation de la séreuse et qui disparaissent assez rapidement. Pour éviter les effets de la réaction péritonéale, Weinstein a conseillé le massage méthodique de la paroi abdominale et les frictions avec l'onguent mercuriel. Si l'épanchement a une tendance à se reformer il ne faut pas hésiter à recourir à une deuxième laparotomie.

Les accidents les plus désagréables et les plus redoutables qui puissent survenir à la suite de l'acte opératoire, surtout dans les formes suppurées et caséeuses sont : l'ulcération tuberculeuse de la ligne de suture, la fistule simple et surtout la fistule pyostercorale dont le pronostic est des plus défavorables.

Statistiques. Résultats opératoires. — Malgré tous les reproches qu'on peut faire aux statistiques, malgré la difficulté qu'il y a d'obtenir dans ces statistiques des chiffres absolument comparables, il est évident que l'accumulation de faits peut servir à préciser les indications et les avantages du traitement chirurgical. Les statistiques d'opérations faites par un si grand nombre d'auteurs et dans des conditions si diverses n'ont certainement qu'une valeur relative, mais elles permettent de mettre en lumière certains faits très instructifs au point de vue du pronostic et du manuel opératoire.

Nous rapportons ici en résumé quelques-unes de ces statistiques d'après leur ordre chronologique.

Statistique de Kümmel (1887). — Sur 28 opérations 2 morts et 72 pour 100 de guérisons opératoires.

Statistique de Maurange (1889). — Sur 71 cas on compte 58 guérisons ou améliorations, ce qui donne une proportion de 83 pour 100 de succès dont près de la moitié, 40 pour 100. étaient confirmés depuis un an et davantage.

Statistique de König (1890). — Sur 131 cas, 107 ont donné des résultats très satisfaisants, c'est-à-dire 84 guérisons (65 pour 100) et 23 améliorations (17 pour 100). Sur les 84 guérisons, 16 remontent à plus de 2 ans et 14 se maintiennent depuis plus de 3 ans, soit 24 pour 100 de guérisons qu'on peut considérer comme définitives. Au total nous avons 82 pour 100 de succès opératoires.

STATISTIQUE D'ALDIBERT (1892). — Nous tenons à publier cette statistique en entier, telle qu'elle a été reproduite par Maurange (1), car elle représente un des premiers efforts, qui ont été faits pour classer les résultats opératoires d'après la forme des lésions et l'âge du sujet.

FORME ASCITIQUE CHRONIQUE GÉNÉRALISÉE. — Chez l'enfant 6 pour 100 de morts et 74 pour 100 de guérisons (dont 6 pour 100 après récidives, 4 guérisons persistaient 11 mois, 1 an, 2 ans et 1/2 après). Chez l'adulte 27 pour 100 de décès, 71 pour 100 de guérisons, dont 4 pour 100 restant dans un état stationnaire.

FORME ASCITIQUE ENKYSTÉE. — Chez l'enfant sur 9 cas, aucun décès, donc 100 pour 100 de guérisons. Chez l'adulte 12,5 pour 100 de décès, 15 pour 100 d'améliorations ou en état stationnaire, 77 pour 100 de guérisons dont un peu plus du quart persiste après deux ans.

FORME FIBRO-ADHÉSIVE GÉNÉRALISÉE. — Chez l'enfant, sur cinq cas, la mortalité a été nulle ; 60 pour 100 de guérisons semblent définitives. Chez l'adulte 27 pour 100 de décès (1 cas après 3 ans de guérison), 6 pour 100 d'améliorations et 68 pour 100 de guérisons.

FORMES ADHÉSIVES LOCALISÉES. — Sur 6 cas de pérityphlite tuberculeuse où l'on s'est contenté de décoller les adhérences, la maladie n'a pas été enrayée. Dans 6 autres cas où l'on a réséqué le caecum on a obtenu 3 guérisons, dont l'une (Bouilly) a duré 4 ans.

---

(1) MAURANGE. La péritonite tuberculeuse.

Forme ulcéreuse sèche. — Chez l'enfant, 1 cas suivi de guérison ; chez l'adulte 3 cas suivis de morts, 1 par fistule stercorale, 2 par généralisation pulmonaire.

Forme suppurée multi-loculaire. — Siège extra-ombilical, mortalité : enfants, 50 pour 100, adultes, 33 pour 100. Siège péri-ombilical : chez l'enfant 3 cas, 3 guérisons ; chez l'adulte 1 guérison et 1 mort. Sur les 5 cas, 3 fistules stercorales, siège périhépatique : 4 cas, 1 seule guérison.

Occlusion intestinale dans la péritonite. — 14 cas, 5 morts post-opératoires, 4 à intervalles plus ou moins éloignés, des progrès de leur tuberculose.

Péritonite génitale. — a) Salpyngite tuberculeuse, avec péritonite pelvienne, 17 cas : 4 morts et 13 guérisons, dont 3 ont été constatées 14 mois, 2 ans et 3 ans après. Mortalité 23 pour 100. b), avec péritonite généralisée, 24 cas, 16 morts, 3 améliorations, 1 récidive et 10 guérisons dont 3 ont été constatées 1 an, 2 an et 4 ans après, mortalité 42 pour 100.

Péritonites tuberculeuses ne pouvant être rangées dans l'un des groupes précédents faute d'observations détaillées. — 70 cas : 15 morts, 6 améliorations, 49 guérisons dont 2 constatées après 1 an et demi, 11 après 2 ans, 1 après 3 ans, 1 après 12 ans, 1 après 15 ans.

Statistique de Roensch. — Cet auteur élimine de la statistique d'Aldibert 14 cas opérés pour des accidents d'occlusion intestinale et en ajoutant 50 cas dont 27 ont été déjà résumés dans le travail de Lindner, il arrive à un total de 358 cas. Sur ces malades on a obtenu la guérison 253 (70 pour 100). Celle-ci a été constatée 6 mois après

dans 118 soit 34 pour 100, un an après dans 79 cas, c'est-
à-dire 23 pour 100. Enfin chez 53 malades elle a été constatée après plus de 2 ans. Parmi ces derniers figure la malade de Spencer Wels, dont la guérison a été constatée 30
ans après, le cas de Schüking (15 ans après) et celui de
Czerny (14 ans après).

Dans 83 cas la maladie s'est terminée par la mort.
Parmi ceux-ci, 32 ont succombé à la suite de l'opération
et de ses conséquences soit 9 pour 100 ; les autres sont
morts des progrès de leur affection ou de la généralisation
des lésions tuberculeuses.

Statistique de Legueu, — (1894). Dans la *forme
ascitique* chez l'enfant (au-dessous de 15 ans) sur 40 opérations on compte 5 morts et 35 guérisons (88 pour 100)
dont 4 constatées après un an, 1 après 2 ans. Chez l'a-
dulte sur 131 opérations 32 décès et 99 guérisons (75
pour 100) dont 56 persistaient après 1 an et 25 après plus
de 2 ans.

Dans la *forme fibro-adhésive* sur 30 opérés se trouvent 6 enfants et 24 adultes ; 5 enfants ont guéri dont
3 définitivement et 17 adultes (65 pour 100) dont 3 seulement ont été revus en bon état après plus d'un an.

Dans la *forme ulcéreuse*, sur 22 laparotomies, 9 ont été
suivies de mort. Des 13 malades guéris (60 pour 100)
3 seulement ont été suivies 2 après un an et 1 après deux
ans.

En résumé, dans les péritonites tuberculeuses les résultats de la laparotomie se répartissent ainsi : forme
ascitique 75 pour 100 de guérison ; forme ulcéreuse 60
pour 100 ; forme fibreuse 65 pour 100.

Dans les statistiques plus modernes avec le perfectionnement de la technique opératoire, les indications et contre-indications de l'opération étant mieux posées, la moyenne de succès va en augmentant, tandis que la mortalité post-opératoire baisse sensiblement. Margaruci (1896) cite une nouvelle statistique comprenant 253 cas personnels ou non, non compris dans les grosses statistiques précédentes, sur lesquels il compte 216 guérisons ou améliorations, et 37 morts, soit 85, 4 pour 100 de succès.

Les meilleurs résultats ont été donnés par les formes ascitiques généralisées ou enkystées, séreuses ou purulentes. Il existe 67 guérisons datant d'au moins un an. Sur les 37 décès, 7 fois la mort est imputable à l'opération, 8 fois à des complications ; 22 fois elle a été tardive. La mortalité opératoire a été donc de 3 pour 100.

Dans sa thèse de doctorat, Laroche (1900), rapporte 96 observations dont la plupart étaient déjà publiées, mais qui ne figurent pas dans les statistiques précédentes. En y joignant les observations relevées par différents auteurs, soit à propos d'une discussion dans une Société savante, soit au cours d'un travail sur un autre sujet, Laroche a pu colliger 131 cas non encore compris dans les statistiques des différents auteurs sur lesquels il trouve 3 pour 100 de morts opératoires et 88 pour 100 de guérisons ou améliorations maintenues.

Dans tous ces chiffres on ne voit pas figurer 101 cas de laparotomie personnels publiés par Galvani en deux publications successives dans la *Revue de gynécologie et de chirurgie abdominale* (1897 et 1899). En y additionnant 33 nouvelles laparotomies, qu'il a pratiquées pendant l'année

1899-1900, cet auteur a pu communiquer au Congrès de Paris de 1900 les résultats favorables qu'il a obtenus sur ses 134 opérés. La moyenne des succès de cette statistique est sensiblement la même que celles des autres auteurs. Le pourcentage général nous donne 85 pour 100 de succès.

Psaltoff a communiqué aussi au Congrès international de 1900 40 cas personnels de laparotomie entreprise dans un but curatif contre la péritonite tuberculeuse. Sur 24 cas à forme ascitique il a eu 3 morts, dont 2 à la suite de l'opération, et 21 guérisons ou améliorations, dont 12 ont été suivies, 2, 3 et 4 ans après l'opération. Dans les formes fibreuses (3 cas) et caséeuses (13 cas) les résultats ont été moins favorables. Sur ces 16 opérés il a eu 4 morts opératoires (collapsus, septicémie, fistules stercorales) et 12 améliorations très notables suivies pendant assez longtemps.

En additionnant tous ces chiffres nous arrivons à un ensemble de 920 cas de péritonites tuberculeuses, traitées par la laparotomie, sur lesquels nous relevons une moyenne de 80 à 85 pour 100 de succès avec 4 pour 100 de morts opératoires. Cette statistique est la plus considérable de toutes celles qui ont été publiées jusqu'à ce jour.

Ce qui résulte d'une façon éclatante de toutes ces statistiques est l'innocuité absolue de l'opération. D'autre part la proportion de succès est bien plus élevée que celle des guérisons médicales ou spontanées ; ce qui démontre surabondamment l'efficacité du traitement chirurgical.

Il est à remarquer que dans toutes les statistiques précédentes on ne fait mention, que d'une façon tout exceptionnelle, des cas dans lesquels l'état du malade est resté stationnaire ; il est probable que les cas de ce genre figurent parmi les succès, ce qui évidemment fausse un peu les conclusions et fait juger les résultats de l'opération d'une façon un peu plus optimiste.

Le mot de guérison aussi doit être pris dans son acception la plus large. On parle de guérison toutes les fois que les douleurs abdominales, les diarrhées, les vomissements disparaissent, que l'appétit et les forces du malade reviennent rapidement, qu'à la palpation on constate la disparition des gâteaux péritonéaux, bref toutes les fois que l'état général et local est sensiblement amélioré et que cette amélioration se conserve depuis un certain nombre d'années. Mais il faut toujours avoir à l'esprit que la récidive peut survenir à longue échéance ; les cas dans lesquels elle est survenue 2, 3 et 4 ans après l'opération sont déjà nombreux ; parmi nos observations nous relatons un cas dans lequel la maladie a récidivé 9 ans et demi plus tard.

Mais il est déjà important de constater que la laparotomie est capable d'alléger les souffrances et de prolonger la vie du malade et qu'elle peut donner des améliorations assez longues pour donner l'illusion d'une véritable guérison.

Cependant dans certains cas la guérison est réelle et il suffit de rappeler les cas de Spencer Wels, dans lesquels la guérison se maintint plus de 30 ans, le cas de Schüking (15 ans), celui de Czerny (14 ans) et de beaucoup d'autres. Cette guérison est non seulement clinique mais aussi anatomique ; ce fait a été démontré par les autopsies de certains opérés, morts quelques années après l'opération d'une maladie intercurrente et aussi au cours de laparotomies secondaires entreprises dans le but de remédier à des accidents opératoires.

Les résultats obtenus par la laparotomie sont bien variables d'après la forme de la lésion et l'âge du sujet. Pic dans sa thèse concluait « que la laparotomie donne en général d'excellents résultats dans la forme ascitique enkystée, de bons dans la forme ascitique généralisée, des résultats variables dans la forme fibreuse sèche, médiocres dans la péritonite ulcéreuse suppurée et nuls dans la forme ulcéreuse sèche ». Aujourd'hui les conclusions sont encore plus favorables à la laparotomie.

C'est évidemment la forme ascitique qui lui donne ses meilleurs succès ; d'après les statistiques modernes elle donne 100 pour 100 de guérisons chez l'enfant, et 75 pour 100 chez l'adulte.

Dans la forme fibro-adhésive les résultats sont aussi très satisfaisants ; le pourcentage général donne 66 pour 100 de succès.

C'est dans la forme ulcéreuse que les résultats sont le moins brillants ; dans cette forme, la plus grave de toutes, on doit s'attendre aux accidents les plus désagréables. C'est, avons-nous dit, dans cette forme que les fissures intestinales, les fistules stercorales sont le plus fréquentes, mais malgré ces complications la guérison peut être obtenue d'une façon définitive. Nos statistiques nous donnent, en effet, 60 pour 100 de succès.

Ces chiffres sont assez encourageants pour engager le chirurgien à ne pas refuser au malade le bénéfice d'une intervention.

CHAPITRE III

LAPAROTOMIES RÉPÉTÉES

Du moment qu'au cours du traitement de la tuberculose péritonéale on a constaté l'inefficacité des moyens médicaux, du moment qu'on a été forcé de recourir à la laparotomie et que celle-ci s'est montrée insuffisante pour arrêter la marche progressive de la maladie, il paraîtrait irrationnel, à moins de conditions spéciales, qu'on puisse songer à revenir de nouveau aux remèdes qui avaient donné des résultats faibles ou nuls. Dès qu'on a franchi le seuil de la chirurgie, la thérapeutique doit rester dans le domaine chirurgical.

En vérité on voit souvent des péritonites tuberculeuses résister à une première laparotomie et ne céder qu'au traitement médical prolongé ou bien à la suite de ponctions réitérées ; on cite des cas de guérisons qu'on a obtenues à la suite de deux ponctions, succédant à une laparotomie ; Leguou rapporte un autre cas dans lequel on a ponctionné trois fois, après avoir déjà laparotomisé une première fois, pour arriver à empêcher la reproduction du liquide. D'autre côté, très nombreuses sont les observations dans lesquelles les effets de la laparotomie ne se sont manirestés efficaces qu'à la suite de l'application suivie de moyens relevant de la pure médecine. Ces faits pourraient à la rigueur constituer une contre-indication à la répétition de la laparotomie, mais on peut répéter à ce propos le même raisonnement qui a déjà fait choisir la première fois la laparotomie de préférence aux autres moyens. Étant donnée l'innocuité des laparotomies répétées, étant donné que celle-ci est reconnue comme le moyen le plus puissant à opposer à l'infection péritonéale, on est parfaitement autorisé, surtout dans des cas aussi résistants, de proposer au malade une seconde, une troisième intervention et même davantage.

Si encore dans les formes ascitiques généralisées on pourrait hésiter, après l'insuccès d'une première laparotomie, sur la conduite à tenir pendant tout le temps où l'état général ne s'altère pas, l'hésitation n'est plus permise lorsqu'il s'agit de formes sèches caséeuses. Ici la laparotomie reste le seul moyen de salut efficace et c'est dans ces cas surtout qu'on est en mesure d'apprécier toute la valeur des interventions répétées. On trouvera parmi nos observations des cas dans lesquels pendant l'opération on a retiré de la cavité abdominale des masses caséeuses à pleines mains et dans lesquels après chaque intervention on a constaté une amélioration réelle, tantôt passagère tantôt assez prolongée pour donner l'illusion d'une guérison définitive. Dès les premiers temps de la nouvelle méthode, proposée par König, les chirurgiens dont la conviction sur l'efficacité de la laparotomie était bien établie, n'ont pas hésité à rouvrir le ventre du malade, si son état ne faisait pas de progrès sensibles vers la guérison. Au fur et à mesure qu'on se rendait mieux compte de l'innocuité de ces interventions répétées et que l'influence heureuse de la laparotomie s'affirmait davantage, on prenait l'habitude de soumettre le malade à un plus grand nombre d'opérations successives à des intervalles plus ou moins éloignés. Nous publions ci-dessous des observations où la laparotomie a été répétée deux, trois, quatre et cinq fois avec les résultats les plus encourageants.

OBSERVATION I

CECHERELLI (de Parme), communiquée au VIe Congrès de la Société italienne de chirurgie, 1889. Voir Revue de chirurgie, 1889, p. 765.

Il s'agit d'un garçon de 11 ans chez lequel une ascite s'est développée lentement. Le Dr Cecherelli pratiqua une première laparotomie, pendant laquelle il trouva le péritoine couvert de granulations tuberculeuses. Il lava la cavité péritonéale avec une solution de thymol et fit un pansement iodoformé. Au bout d'un mois, l'ascite s'étant reproduite, la laparotomie pratiquée de nouveau fit voir de nombreuses adhérences entre les anses de l'intestin grêle. Dans les morceaux du péritoine excisés dans la première observation, il observa à l'examen histologique de nombreux tubercules situés superficiellement et profondément. Malgré cela des cultures donnèrent des résultats négatifs. Dans les fragments de péritoine excisés dans la deuxième opération, les tubercules avaient disparu dans certains points. Dans deux morceaux, on voyait une guirlande épaisse de tissu connectif de nouvelle formation. Les cultures donnèrent des résultats négatifs. Un mois après, le liquide ascitique avait notablement diminué, mais on constate des phénomènes d'induration au sommet du poumon.

Observation II

Wheeler, *Boston med. Journ.*, 1890, in *Thèse*, Laroche, Paris, 1900.

Homme de 17 ans, alcoolique, antécédents inconnus.

Il se plaint depuis trois semaines de douleurs intestinales qui vont croissant. L'abdomen a grossi, s'est tympanisé ; pas de fluctuation ni de masses dures. Il y a de l'anorexie, de la constipation et des vomissements.

1re *laparotomie*. — Il s'écoule 1 litre de liquide opalescent ; des petits nodules tuberculeux sont semés partout, les adhérences réunissent tous les organes. Lavage au sublimé à 1/5 000e, puis à l'eau boriquée. Drainage pendant un jour. Par cet orifice s'écoule, les jours suivants, de la sérosité contenant des flocons louches ; puis l'abdomen se remplit de nouveau.

2e *laparotomie*. — Une deuxième laparotomie pratiquée un mois après la première n'amène aucune modification et le malade meurt quinze jours après.

Observation III

Galvani. *Revue de gynécologie et de chirurgie abdominale*, 1899.

T... A..., 25 ans, cultivateur, marié. La maladie date depuis environ 6 mois. Prodromes habituels accompagnés d'un changement marqué de la coloration de la peau qui devient bistrée.

Examen actuel. — Amaigrissement et teint bistré de la peau tel qu'on l'observe dans la maladie d'Addison. Langue sale, ventre météorisé, douloureux. Par la palpation nous constatons des plaques dures, éparses et pas de liquide. Évacuations diarrhéiques.

1re *opération*. — Le 28 *mai* 1899. — Péritoine très épaissi, Abondance d'exsudats et de granulations effaçant la cavité péritonéale qui n'existe plus et qu'on essaie en vain de refaire. Simulacre de lavage. Suture.

Suites opératoires. — Grande amélioration après l'opération. Bonne réunion de la plaie. Mais dix-huit jours après l'opération, tandis que tout marchait à souhait, une récidive bien nette apparaît, ce qui nous décide à intervenir une seconde fois sans tarder.

2ᵉ opération. — Le 18 *juin* 1899. — Le péritoine reste très épaissi et doublé de masses caséeuses. Les exsudats qui unissent les intestins, quoique abondants, offrent un peu moins de résistance et l'on peut ainsi avancer en décollant jusqu'à l'ombilic ; à la suite de ce décollement, du sang s'écoule. On a curetté les masses caséeuses, qui doublaient le péritoine et touché au thermocautère. Lavage, suture.

Suites opératoires. — Changement à vue après la seconde comme après la première opération. Cessation des douleurs du ventre. L'appétit revient, la langue se nettoie, les évacuations se régularisent. Apyrexie. Plus de soif et le malade demande à manger. Fin juin, le malade était encore en traitement.

OBSERVATION IV

GALVANI. *Loc. cit.*

La nommée P... B..., âgée de 25 ans, non mariée, sans profession, de l'île d'Eubée, ne relate pas d'antécédents héréditaires ; elle a souffert, il y a deux mois, de pleurésie qui lui a fait garder le lit pendant un mois. Depuis deux mois, douleurs dans le ventre, diarrhée, fièvre vespérine suivie de sueurs.

État actuel. — Amaigrissement et pâleur. On ne découvre rien au thorax. Le ventre n'est pas gonflé, mais il est très douloureux à la palpation. Péri-arthrite tuberculeuse au coude droit et aux articulations tibio-tarsiennes, où l'on observe des fistules. Pas de fièvre. Diarrhées.

1ʳᵉ opération. — Le 2 *avril* 1899. — Péritoine très épaissi et vascularisé. Des exsudats abondants et épais rattachent les anses intestinales entre elles et avec le péritoine. Point de liquide. Lavage avec solution de sublimé à 1/4 000°. Eau stérilisée. Suture.

Suites opératoires. — Pas de fièvre. Appétit médiocre. Langue rouge, évacuations régularisées. Léger décollement de la plaie à l'enlèvement des fils.

Vers le 20° jour de l'opération, la malade commence à se plaindre de nouveau de douleurs dans le ventre ; une petite fièvre apparaît et l'état de la malade, qui avait commencé à s'améliorer, rétrograde. Une seconde intervention a été jugée nécessaire et nous y procédons trente-trois jours après la première.

2° opération. — Le 5 mai 1899. — En ouvrant le péritoine qui est encore épaissi, nous y découvrons encore pas mal de fausses membranes, mais beaucoup moins épaisses et peu résistantes, à tel point qu'il nous est possible de décoller au doigt les anses intestinales, ce que nous n'avons pas osé faire à la première opération, craignant les ruptures, ni dégager suffisamment la cavité péritonéale qui n'existait presque pas lors de la première intervention. Lavage à la solution à 1/4 000°. Suture.

Suites opératoires. — Apyrexie. Évacuations régulières. Faiblesse.

Encore quelques douleurs au ventre. L'amélioration se manifeste lentement. L'appétit revient, le ventre se calme. Vers la fin juin, le malade restait encore à l'hôpital à cause de l'état de ses articulations.

OBSERVATION V

GALVANI. *Loc. cit.*

A... M..., âgée de 16 ans, d'Athènes. Pas d'antécédents héréditaires. Le flux menstruel n'a pas encore paru. Il y a deux ans, à la suite d'une peur, d'après ce qu'elle raconte, a été prise de douleurs dans le ventre qui ont été suivies de fièvre le lendemain. Cet état aurait duré pendant quinze jours. Depuis cette époque, à des intervalles plus ou moins réguliers et à peu près tous les mois, les mêmes accidents réapparaissent. Depuis plus d'un an elle a remarqué des grosseurs dans son bas-ventre, qui augmentent lentement.

État actuel. — Ventre tuméfié au-dessous de l'ombilic. A la palpation nous éprouvons la sensation de l'existence d'une tumeur élastique irrégulière et un peu sensible à la pression. Cette tumeur occupe la région hypogastrique et la fosse iliaque droite. On ne découvre pas de liquide dans le ventre.

1re *opération.* — Le 5 *avril* 1899. — Le péritoine n'est pas épaissi et ne présente pas de granulations, mais il est très vascularisé. A l'ouverture du ventre nous observons que l'épiploon recouvre deux ou trois masses sur lesquelles il adhère et dont nous le détachons sans grande difficulté. Ces masses à surfaces lisses ont l'apparence sarcomateuse, mais une incision au bistouri fait jaillir une certaine quantité de sang demi-liquide, couleur de sirop de cerise et nous ne tardons pas à reconnaître qu'il s'agit de poussées hémorragiques enkystées par des exsudats fibrineux de nature tuberculeuse. Ces kystes, une fois ouverts et débarrassés de leur contenu, les anses intestinales apparaissent parsemées de granulations tuberculeuses. Entre ces anses intestinales nous découvrons d'autres petits kystes contenant de la sérosité limpide très caractéristique, celle-là, de la tuberculose abdominale. Suture.

Suites opératoires. — Légère élévation de la température les trois premiers jours après l'opération. Un peu de sécheresse de la langue accompagnée de soif. Évacuation provoquée par des lavements. Bonne réunion de la plaie. Aucune sensibilité dans le ventre. Sortie le 25 avril tout à fait rétablie.

La petite malade nous revient au mois de juin et nous la gardons à l'hôpital, car depuis quelques jours elle recommençait à souffrir, ce dont on s'aperçoit rien qu'à sa mine.

La seconde laparotomie eut lieu le 4 juin 1899. Péritoine peu épaissi sans granulations. Petite quantité de sérosité transparente. Quelques petits kystes contenant les uns du liquide transparent, les autres légèrement teintés de rouge. Beaucoup de fausses membranes. Une anse intestinale située vers la ligne médiane se confond avec les petits exsudats enkystés, à tel point qu'elle peut être facilement méconnue. Dans le petit bassin, on constate beaucoup d'exsudats. Lavage par la solution de sublimé à 1/4 000°. Eau stérilisée. Suture.

Suites opératoires. — Pendant deux jours après l'opération, réaction fébrile, 38°-38°,5. Ballonnement du ventre. Facies hippocratique et vomissements bilieux. Cet état dura pendant 4 jours, puis tous ces phénomènes ont disparu et la petite malade marche vers la guérison. La plaie s'est réunie, l'appétit est revenu. Petit décollement de la plaie à son centre. Ventre souple. A la fin du mois de juin la malade n'avait pas encore quitté l'hôpital.

OBSERVATION VI

GALVANI. *Loc. cit.*

R... L...., 27 ans, marié, sans profession. Pas d'antécédents héréditaires. Gonflement général du ventre datant de six mois. Douleurs et évacuations irrégulières, diarrhée alternant avec la constipation.

Le gonflement du ventre surtout l'engage à recourir à nous.

État actuel. — Pâleur, pas d'amaigrissement marqué. Lèvres demi-cyanotiques. Ventre gonflé. Liquide ascitique abondant, déplaçable. Foie très hypertrophié, le lobe gauche occupe l'épigastre et s'étend même un peu au delà. La rate ne paraît pas hypertrophiée. La circonférence du ventre est de 89 centimètres. Dyspnée (50 respirations). Pouls petit, régulier, fréquent (100 pulsations). Pas de fièvre. Rien du côté du cœur, ni des poumons. Examen des crachats négatif malgré la toux et un peu d'expectoration. Ongles hippocratiques.

1re opération. — Le 24 mai 1897. — Péritoine à peine épaissi et un peu vascularisé. Liquide transparent abondant. De rares granulations granuli formes sur le péritoine pariétal, sur l'épiploon et sur

les anses intestinales, légèrement vascularisées. Le foie est sensiblement hypertrophié, son lobe gauche atteignant l'hypocondre gauche. La consistance est un peu plus ferme que la normale, la couleur est légèrement ardoisée. De très rares fausses membranes.
Lavage. Suture.

Suites opératoires. — Apyrexie. Évacuations régulières. Langue
propre. Appétit revenu. Quelques douleurs persistent dans le ventre. Dyspnée et phénomènes cyanotiques disparus. Bonne réunion
de la plaie.

Quinze jours après l'opération le liquide ascitique commence à
se reproduire avec tous les autres symptômes. Cyanose des lèvres.
Dyspnée. De plus, œdèmes des malléoles et des grandes lèvres.
Diarrhée.

Pas d'albumine dans les urines.

Le trente-troisième jour après l'opération nous procédons à une
seconde laparotomie.

2ᵉ *laparotomie.* — Péritoine très épaissi. Granulations miliaires
plus abondantes qu'à la première opération, plus sur le péritoine
pariétal que sur les anses intestinales. Le foie est aussi hypertrophié
qu'auparavant, à sa surface on observe des granulations. L'utérus
est atrophié et les ovaires sont couverts de granulations tuberculeuses.

Lavage au sublimé. Eau stérilisée. Suture.

On n'a pas de renseignements sur les suites opératoires.

OBSERVATION VII

Pᵣ GALVANI, *loc. cit.*

A. L...., 25 ans, mariée. Elle a le ventre peu gonflé et sensible.
Amaigrissement. Inappétence. Fièvre oscillant entre 38°-39°.

1ʳᵉ *opération* le 2 *avril* 1889. — Péritoine très épaissi adhérant
aux anses intestinales, dont on le décolle cependant facilement.
Granulations abondantes disséminées sur le péritoine pariétal et sur

les anses intestinales. Petite quantité de liquide séreux. Anses intestinales accolées, mais facilement séparables. Lavage. Suture.

Suites simples ; sortie le 25 avril en bon état. Elle revenait le 29 mai, se plaignant des mêmes symptômes et une seconde opération a été jugée nécessaire.

2ᵉ opération aux premiers jours de juin. — On ne trouve pas un changement quelconque dans les altérations pathologiques observées lors de la première opération. La cavité abdominale fut relavée et suturée.

La malade était encore en traitement dans le courant du mois de juin.

Observation VIII

Publiée par le Pᵣ Galvani, *loc. cit.*

O. D..., d'une petite ville du Péloponèse, âgée de 23 ans, mariée.

Dans les antécédents personnels, on note depuis un an des indispositions fréquentes, accompagnées de fièvre, céphalalgie. Gonflement du ventre depuis deux mois. Diarrhée et douleurs dans tout le ventre.

État actuel. — Pas d'amaigrissement ni pâleur. Teint légèrement subictérique, évident aux conjonctives. Ventre uniformément gonflé, contenant du liquide en abondance ; rien d'autre à noter. Douleurs dans le ventre peu intenses. Bon appétit. Langue propre. Évacuations diarrhéiques jaunâtres. Fièvre le soir. Périmètre du ventre : 89 centimètres.

1ʳᵉ opération le 16 octobre 1898. — Péritoine très vascularisé et épaissi. Liquide jaune citrin abondant. Péritoine pariétal et viscéral (anses intestinales) couvert de granulations blanches, du volume de grains de chènevis. Les anses intestinales accolées par des exsudats qui cèdent au doigt. On rencontre dans le ventre des masses exsudatives résistantes et plus ou moins volumineuses, surtout dans le bassin. Lavage au sublimé au 14/000ᵉ. Eau stérilisée. Suture.

Suites opératoires. — Apyrexie pendant 3 jours, puis réapparition de la fièvre chaque soir, ne cédant pas au sulfate de quinine. L'appétit revient. Bonne réunion de la plaie. Au 15° jour de l'opération, frisson vers midi et fièvre plus forte. Le ventre se gonfle de nouveau, les douleurs reviennent. Nous nous décidons à intervenir une seconde fois.

La seconde opération a été pratiquée 24 jours après la première. Épaisseur du péritoine presque normale. Pas de liquide dans le ventre. Les anses intestinales sont accolées entre elles et avec le péritoine pariétal au moyen d'une substance agglutinative pareille à une solution épaisse de gomme, mais peu abondante. Grande vascularisation du péritoine, en général. On ne rencontre plus nulle part ni granulations, ni masses exsudatives. Lavage au 1/3000°, puis à l'eau stérilisée. Suture.

Suites opératoires. — Apyrexie. L'appétit renaît. Évacuations régulières. Bonne réunion de la plaie. Plus de douleurs. État général s'améliorant progressivement. Sortie 40 jours après la seconde opération, avec toutes les apparences de la santé.

L'inoculation du liquide péritonéal à des cobayes a amené la mort par des phénomènes de tuberculose généralisée.

OBSERVATION IX

Pr GALVANI, *loc. cit.*

M. K..., âgée de 7 ans, d'Athènes.

Augmentation du volume du ventre datant de 3 mois, survenue sans fièvre ni douleurs.

Examen actuel. — Apparence médiocre. Ventre très gonflé. Veines des parois abdominales un peu engorgées. A la palpation, on constate dans le ventre quelques anomalies.

1re *opération* le 5 octobre 1898. — Péritoine peu épaissi ; liquide abondant, jaune citrin. Le péritoine pariétal et viscéral est couvert de granulations confluentes de forme régulière et du volume de la graine de moutarde. Les anses intestinales sont libres. L'appendice cæcal, les trompes sont couvertes de granulations. Lavage au sublimé à 1/4000°, puis à l'eau stérilisée. Suture.

Suites opératoires. — Apyrexie, état général s'améliorant. Appétit revenu. Léger décollement des lèvres de la plaie sans transsudation. La petite malade quittait l'hôpital le 22 octobre de la même année avec un peu de liquide dans le ventre, mais en très bon état.

Elle est revenue au bout de peu de temps, présentant les mêmes symptômes, et fut soumise le 18 octobre 1898 à une seconde laparotomie.

2ᵉ opération. — L'ancienne cicatrice est enlevée entre deux incisions. Le liquide ascitique est cloisonné par des fausses membranes que le doigt rompt facilement. On y voit encore des granulations, mais très diminuées en nombre. Lavage à la solution au 1/4000°. Eau stérilisée. Suture. Suites simples. Sortie en excellent état. La petite, habitant près de l'hôpital, a été revue à plusieurs reprises, jouissant d'un parfait état de santé et ayant beaucoup gagné en embonpoint.

L'inoculation au cobaye de 20 centimètres cubes de sérosité péritonéale a donné des résultats positifs.

OBSERVATION X

Pʳ GALVANI, *loc. cit.*

A. K..., âgée de 37 ans, du Pirée, mariée. Cette malade avait été opérée déjà par nous au mois de janvier 1897 pour péritonite tuberculeuse. Elle raconte que, pendant 3 mois après sa sortie de l'hôpital, elle avait joui d'une excellente santé et ce n'est qu'au bout de ce temps qu'elle a recommencé à sentir quelques douleurs dans le ventre, qu'elle voyait de nouveau grossir.

État actuel. — Face pâle, amaigrie. Évacuations normales. Douleurs dans le ventre et sensation de poids. Ventre gonflé, tendu. A la palpation, on trouve des indurations multiples et irrégulières. On croit constater une petite quantité de liquide.

Seconde opération pratiquée le 9 juin 1897. — Péritoine peu épaissi. Nous rencontrons dans sa cavité quantité de fausses membranes friables, de consistance presque caséeuse, qui agglutinent les masses intestinales en les accolant entre elles, mais que nous décollons facilement au doigt. Nous en extrayons beaucoup. Lavage au sublimé au 1/3000°. Ensuite eau stérilisée. Suture. Marche régulière. Pas de fièvre. Évacuations normales. Bon appétit. Réunion parfaite de la plaie. État général s'améliorant progressivement. Sortie le 17° jour après l'opération, en excellent état de santé.

OBSERVATION XI

HEINDRICH, *Gaz. méd.*, Strasbourg, 1ᵉʳ août 1890.

Le 10 décembre 1888 entre au service de la salle 103 le nommé Léon S...; de Neuhof, âgé de 7 ans.

Depuis environ un an il se plaint de douleurs dans la région abdominale, tout en continuant à aller à l'école et à jouer avec ses camarades. Père et mère bien portants ; de même pour ses frères et sœurs, dont le plus âgé a 14 ans.

En fait d'antécédents personnels, le petit S..., tout en étant délicat, n'a jamais été sérieusement malade.

Contre son malaise actuel, on a employé sans succès des vermifuges.

Depuis 4 semaines environ, l'abdomen devient plus sensible et plus ballonné ; le malade est obligé de garder le lit. 15 jours avant son entrée dans le service, tuméfaction dans la région de l'ombilic, avec rougeur et douleurs intenses.

Au moment de son entrée, on constate encore les symptômes ci-dessus mentionnés, mais pas de diarrhée, plutôt de la constipation ; puis une sensibilité très prononcée de tout l'abdomen à la pression ; inappétence et émaciation ; par contre, aucune élévation de température. L'examen des organes viscéraux ne révèle rien de particulier.

Le diagnostic de phlegmon péri-ombilical subaigu ayant été posé, on incise la partie la plus saillante de l'ombilic le 11 *décembre* 1888. On tombe dans une grande cavité à parois recouvertes de fausses membranes pyogéniques avec contenu fongueux. Ce foyer s'étend latéralement de deux côtés jusqu'aux lignes mammillaires ; vers le bas à 3 à 4 centimètres au-dessous de l'ombilic jusque sur le péritoine ; des gaz fétides sortent par la plaie, sans que l'on puisse constater de perforation du péritoine ni de l'intestin.

Curage de la cavité et désinfection avec solution de chlorure de zinc au 110°. Tampons de gaze iodoformée. Les masses fongueuses de ce foyer, examinées par M. le P' Recklinghausen, contiennent des tubercules et des cellules géantes.

Le 13. — Premier pansement, lavage antiseptique, drainage. Le malade ne se plaint guère, l'appétit reprend.

Le 15. — Suppression des tubes.

Le 19. — On constate, en renouvelant le pansement, un grand lombric dans les pièces de mousseline.

Dans la suite, la suppuration devient très abondante. De temps en temps, élévation de température jusqu'à 38°,6 et 38°,9 le soir, accompagnée d'inappétence et d'amaigrissement progressif. Pansement tous les deux jours ; urines toujours normales.

Un mois après l'opération, le 7 *janvier* 1889, on trouve dans le pansement des matières fécales. Plus tard, le malade est atteint de diarrhée ; les selles contiennent du pus. A différentes reprises on trouve des matières fécales dans le pansement.

Le 11 *avril* (4° mois), la fistule suppure de plus en plus. Il se forme même une nouvelle fistule en dehors de la ligne mammillaire gauche, au niveau de l'ombilic.

2° *laparotomie.* — En présence de la marche de plus en plus inquiétante de l'affection, on procède le 16 avril 1889 à une seconde intervention, qui consiste en incision transversale reliant les deux fistules du bord interne et externe du muscle droit du côté gauche, au niveau de l'ombilic. Après avoir divisé ce muscle transversalement dans toute son épaisseur, on tombe cette fois-ci encore sur des masses fongueuses et caséeuses, qu'on poursuit vers le bas et vers le flanc gauche. Plusieurs incisions sont nécessaires. Ces masses fongueuses paraissent cette fois-ci évidemment partir de la cavité péritonéale pour s'étendre entre la [face externe du péritoine et la face inférieure du muscle droit, qu'elles avaient percé en deux endroits dans la région de l'ombilic. Au cours de la désinfection, le péritoine épaissi, mais friable, se rompt spontanément ; l'intestin fait hernie et on constate sur la séreuse intestinale enflammée et gonflée par l'injection de ses vaisseaux de très nombreux tubercules miliaires de la grosseur d'une lentille, non suppurés ; les glandes lymphatiques du mésentère sont augmentées de volume.

Suture du péritoine sans lavage préalable et suture particelle de la plaie cutanée.

A la suite de cette opération, la température baisse et ne dépasse que très exceptionnellement, le soir, la normale de quelques dixièmes.

L'état général s'améliore, mais de temps en temps on constate encore des matières fécales dans le pansement, tandis que la guérison de la plaie fait des progrès visibles.

Le 28, enlèvement des sutures ; la plaie est fermée ; il ne reste qu'une fistule à l'ombilic. Le petit malade quitte le service en assez bon état de santé générale, pour revenir se faire panser tous les 8 jours.

Le 15 *juin*, sa mère nous apporte deux nouveaux lombrics qui avaient passé par la fistule. On renouvelle le pansement au service et séance tenante deux autres lombrics sortent par la fistule.

De retour à la maison, il en sortit, au courant du mois de juillet, encore 8 autres, en tout 13, en dépit des vermifuges administrés, qui n'ont d'autre effet que l'issue d'un seul lombric avec les selles.

A l'heure actuelle, 10° mois après le début de la maladie, le malade n'est pansé que tous les 8 à 10 jours, la fistule persiste, mais suppure très peu. L'état général est des plus satisfaisants ; augmentation considérable de poids, point de douleurs de l'abdomen, bon appétit et coloration normale de la face ; selles normales, plus de lombrics. L'absence de matières fécales dans le pansement prouve que la fistule intestinale est fermée.

Observation XII

Alexandroff, Vratch, t. XII, 1891, n° 16, in *Thèse*, Aldibert.

Anna K..., 3 ans et 9 mois, entre à l'hôpital le 8 septembre 1890.

Parents vivants et bien portants ; un des frères de son père mort tuberculeux ; un autre souffre de spondylite ; deux autres enfants sont vivants.

Née à terme ; nourrie au sein pendant 5 mois ; dentition commencée avant la fin de la première année ; dès les premiers mois, sur le dos et la face, elle a une éruption suintante, intermittente qui a disparu, la dernière fois au printemps 1890.

A 2 ans, coqueluche qui a duré 5 mois. En juillet 1890, diarrhée (2 ou 3 selles par 24 heures) qui augmente à la fin août et qui, grâce à un traitement approprié, cesse presque complètement.

C'est en août qu'on a remarqué l'augmentation du volume du ventre : la fillette ne se plaignait jamais de douleurs ; elle n'avait pas de vomissements ; la température prise le 1er septembre était de 38° le soir.

8 *septembre*. — Fillette bien constituée et assez forte ; muqueuses bien colorées. Quelques ganglions cervicaux indurés. Poumons sains. Cœur normal : pouls faible, mais régulier. Appétit mauvais ; 2 ou 3 selles liquides par 24 heures sans mucosités. Augmentation considérable du volume du ventre (circonférence ombilicale, 62 centimètres) qui est tendu mais indolore. Le foie et la rate ne sont pas hypertrophiés. A la percussion de l'abdomen dans le décubitus dorsal, on trouve de la matité dans les parties déclives et de la fluctuation très nette. Urines acides D. 1021 sans albumine ; urates abondants. Temp. à 6 heures du soir 38°,6 ; à 10 heures 38°,1. Poids 16kgr,120.

Le 9. — Temp. 37°,6, 38°,3, 39°,2, 38°,6. Les symptômes principaux étaient donc une ascite et une température élevée. Comme il n'y avait pas de raison pour admettre que cette ascite était due à une gêne circulatoire hépatique, on était obligé de l'attribuer à une péritonite d'origine probablement tuberculeuse.

Toutes les tentatives thérapeutiques faites avant son entrée à l'hôpital étant restées sans succès pendant un mois, je décidai de recourir à la laparotomie,

1ʳᵉ *laparotomie*. — Le 11 *septembre*. — Anesthésie chloroformique. Incision médiane sous-ombilicale de 5 centimètres. A l'ouverture du péritoine, il s'écoule près de 2 litres de liquide ; les feuillets pariétal et viscéral sont rougeâtres et veloutés, couverts d'une quantité considérable de tubercules blanchâtres ; un fragment du péritoine est excisé pour l'examen microscopique. Après évacuation du liquide on met un petit drain et on fait une suture à un seul étage. La cavité abdominale n'est pas lavée. Pansement iodoformée. Après l'opération, l'enfant se sent bien ; le soir, un vomissement probablement dû au chloroforme. Temp. 6 heures du matin 38° ; à 2 heures du soir 39°,7 ; à 6 heures du soir 39°,4 ; à 10 heures 39°,4.

L'examen microscopique du fragment montre l'épaississement du péritoine, avec cellules lymphoïdes et la présence de tubercules avec cellules géantes ; le liquide retiré est jaune verdâtre, un peu collant, faiblement alcalin. D. 1021, albumineux (5ᵍʳ,07 pour 100).

Le 12. — Nuit mauvaise ; état général satisfaisant. Le pansement n'est pas traversé. Pas de vomissements, gaz par l'anus. Température élevée.

Le 13. — La malade se sent un peu mieux ; pas de diarrhée.

Le 14. — 100 grammes d'émulsion d'huile de ricin à 4 pour 100.

Le 15. — Une selle abondante. On fait le pansement dont les pièces sont sèches ; presque pas de suintement. La circonférence ombilicale est de 46 centimètres ; la plaie est en bon état.

Le 19. — Le drain est supprimé ; une partie des fils de suture est enlevée. Circonférence ombilicale, 47 centimètres. État général satisfaisant. Appétit meilleur. Température élevée.

Le 23. — Tous les fils de suture sont retirés, réunion par première intention. La température s'abaisse un peu.

Le 27. — Coloration ictérique de la peau et des conjonctives ; pouls faible. Urines colorées par la bile. Toux légère.

Le 28. — Même état ; pouls faible. Teinture de valériane.

Le 29. — Léger œdème des pieds.

Le 30. — La toux diminue; l'appétit s'améliore; l'ictère disparaît ainsi que l'œdème.

Le 4 octobre. — Circonférence ombilicale, 54 centimètres. Dans le bas-ventre, submatité sans fluctuation. Mais comme la température reste élevée et que la circonférence ombilicale augmente toujours, je me décide à ouvrir l'abdomen une deuxième fois et à ne pas me borner seulement à drainer mais encore à laver avec une solution boriquée.

2ᵉ *laparotomie.* — *Le 10 octobre.* — Incision sur la cicatrice; le péritoine est épaissi; œdématié; il n'y a pas de cavité péritonéale; les deux feuillets péritonéaux sont soudés par des exsudats gélatiniformes et friables, parsemés d'une quantité considérable de tubercules miliaires, qui donnent au doigt la sensation de petits nodules cartilagineux. La plaie est lavée avec une solution boriquée, et saupoudrée légèrement avec de l'iodoforme. Drainage, suture.

Le 11. — La malade se sent bien. Temp. 37° et 37°,8.

Les suites opératoires sont normales, sans complications. La température qui avait de la tendance à s'abaisser avant l'opération descend à la normale. L'appétit reparaît; la malade commence à se rétablir très vite.

Le 16. — Le drainage est supprimé, une partie des fils enlevée. Circonférence ombilicale, 48 centimètres.

Le poids du corps augmente progressivement : 14ᵏᵍʳ,050 le 20 octobre; le 26, 14ᵏᵍʳ,600 ; le 3 novembre, 14ᵏᵍʳ,950.

Le 4 *novembre.* — Circonférence ombilicale, 49 centimètres. Ventre souple, indolore au palper, sonore partout, sauf au niveau de la plaie, où existe de la submatité avec légère induration.

La fillette est gaie, marche, mange avec appétit et sort de l'hôpital.

Le 22 *novembre.* — Poids 15ᵏᵍʳ,200. Circonférence ombilicale, 50 centimètres. L'induration autour de la cicatrice est moindre. La petite malade se sent très bien et est en excellente voie de guérison.

OBSERVATION XIII

Par lo Pᵣ GALVANI, in *loc. cit.*

S. S..., de Calamata, âgéo de 18 ans, non mariée, sans emploi : pas d'antécédents héréditaires. Douleurs dans le ventre datant de trois mois et demi. Inappétence et vomissement après les repas. Gonflement graduel du ventre ; pas de fièvre ni diarrhée.

Examen actuel. — Amaigrissement et pâleur peu accusés. Ventre gonflé et douloureux à la pression. De chaque côté de l'ombilic, sensation de plaques dures. Menstruation régulière. Appétit médiocre. Langue propre. Évacuations régulières. Apyrexie.

1ʳᵉ *opération* le 5 *octobre* 1898. — Péritoine épaissi. Un demi-centimètre environ d'épaisseur. Petite quantité de liquide séreux sanguinolent. Sur le péritoine pariétal on a constaté des plaques exsudatives à surface irrégulière et plus grandes qu'une pièce de cent sous. Le péritoine pariétal, ainsi que celui qui recouvre les anses intestinales, est couvert de petites masses fibrineuses ayant le volume d'un pois. Les anses intestinales sont accolées par des fausses membranes, qui paraissent assez résistantes. On ne tente pas leur libération, craignant une rupture.

Lavage au sublimé à 1/4000. Eau stérilisée. Suture.

Suites opératoires. — Apyrétiques et tranquilles. Quelques douleurs dans le ventre. Bon appétit. État général meilleur. Les duretés du ventre persistent, elles sont douloureuses à la pression. Bonne réunion de la plaie.

Les douleurs du ventre persistent et les plaques paraissent s'étendre ; de plus, l'amélioration paraissant stationnaire une seconde intervention est décidée.

2ᵉ *opération* le 18 *novembre* 1898. — En incisant sur la cicatrice récente, on tombe sur une plaque membraneuse d'un centimètre et demi d'épaisseur, très saignante et se confondant avec le péritoine. Cette plaque divisée, on tomba sur des fausses membranes fines, qui furent rompues par le doigt ; il en est sorti du liquide séreux, jaune transparent. Les anses intestinales mises à découvert se sont montrées couvertes de granulations régulières et très diminuées de volume. Elles se tiennent accolées, mais on les détache facilement au doigt. Des granulations couvrent aussi le péritoine pariétal ainsi que les ligaments larges. Lavage au sublimé à 1/3000, puis à l'eau stérilisée. Suture.

Suites opératoires. — Apyrexie. Amélioration de l'état général. Léger décollement de l'incision à son bout inférieur. Pas d'écoulement de liquide. Apparition d'exsudat pleurétique sec à gauche. Application de vaseline au gaïacol. Lentement il se résout. Son état général s'améliore. L'appétit reparaît et elle quitte l'hôpital le 21 février 1899 en très bon état.

Observation XIV

Mazzoni, 10e *Congrès de la Société italienne de chirurgie*, Rome, 1895, V. *Riforma medica*, t. IV, p. 215.

Mazzoni rapporte le cas d'une jeune fille chez laquelle il a dû répéter une seconde fois la laparotomie à cause d'une tuberculose, qui s'est formée dans la ligne d'incision et d'une salpingo-ovarite probablement de nature tuberculeuse. La malade a guéri.

Pendant la seconde opération, il a pu constater de visu la tendance vers la guérison des tubercules, qui avaient subi une dégénérescence kystique spéciale.

Observation XV

Roehsch, in *Revue de chirurgie*, 1893, p. 502.

Enfant de 8 mois, apporté à la clinique dans un état lamentable. Il présente une athrepsie, une dénutrition complète ; le pouls est imperceptible, la respiration fréquente est superficielle ; l'enfant ne digère plus rien, il ne dort pas et ne cesse de gémir ; selles fréquentes sans véritable diarrhée, l'abdomen est le siège d'une ascite considérable.

On fait immédiatement une ponction pour soulager le petit malade : on retire 3 litres d'un liquide séreux, jaune verdâtre, légèrement trouble ; trois jours après, l'enfant est représenté à la clinique ; la ponction a amené une certaine amélioration, mais le liquide s'est reproduit rapidement, la nature de l'exsudat obtenu par la ponction, qui rendait fort probable le diagnostic de péritonite tuberculeuse, l'indication vitale qui imposait une intervention prompte et aussi efficace que possible firent préférer l'incision de la séreuse ; l'enfant était porteur d'une hernie ombilicale, on fait l'incision à ce niveau pour faire en même temps la cure radicale de la hernie. Dès l'ouverture du péritoine, il s'écoule une grande quantité de liquide identique à celui qu'avait donné la ponction : la séreuse pariétale et viscérale est parsemée d'une infinité de granulations miliaires, grisâtres, qui lui donnent un aspect chagriné ; pas d'adhérences. Excision du sac herniaire, suture exacte en étages. Guérison par première intention en huit jours. L'état du petit malade s'améliora immédiatement, mais après trois semaines l'ascite récidiva rapidement et l'enfant fut de nouveau apporté à l'hôpital.

On fait une nouvelle incision sur la ligne médiane, entre le pubis et l'ombilic, longue de 3 centimètres ; évacuation de l'ascite ; lavage, prolongé à l'acide salicylique à 1 pour 1000 chauffé à 35°, suivi d'un lavage au chlorure sodique à 7 pour 1000.

Cette fois le succès fut complet, la plaie guérit par première intention ; six semaines après l'enfant est devenu méconnaissable, l'ascite ne s'est pas reproduite, le ventre est souple, l'enfant est très gai, il a bon appétit ; les selles sont régulières. Le résultat n'a malheureusement pas pu être contrôlé ultérieurement.

Observation XVI

Quénu. Communiquée à la *Société de chirurgie*, 21 novembre 1896.

Il s'agit d'une dame d'une trentaine d'années que j'avais opérée au mois de juillet 1895 pour une salpingite. Cette opération avait été extrêmement laborieuse et avait nécessité une double attaque par voie abdomino-vaginale. Il s'agissait de lésions déjà sèches, non suppurées extrêmement adhérentes ; les trompes et les ovaires étaient perdues dans un magma d'adhérences ; les parois tubaires étaient très épaissies, comme fibroïdes ; rien n'autorisait à supposer la nature tuberculeuse de ces lésions.

L'opération fut suivie de guérison, mais vers la fin de septembre je fus appelé par dépêche auprès de la malade pour des accidents d'occlusion intestinale, accidents très menaçants : absence de gaz par l'anus depuis quatre jours, vomissements bilieux et fécaloïdes, pas d'élévation de température, le tableau était complet.

Je pensai à des adhérences intestinales au niveau d'une cicatrice intérieure et je pratiquai une incision iliaque qui pût à la fois me servir à l'exploration digitale et à l'établissement d'un anus contre nature.

Le péritoine ouvert, il s'écoula une assez grande quantité de liquide ; le doigt introduit dans l'abdomen je constatai que toute la séreuse était recouverte de granulations de différents volumes et manifestement tuberculeuses. Je refermais complètement le ventre et bornai là mon intervention.

Tous les accidents d'obstruction disparurent immédiatement ; la malade succomba ultérieurement aux progrès de péritonite tuberculeuse.

Observation XVII

Jordan, *Beiträge zur Klin. Chir.*, 1895. V. *Semaine médicale*, 1895.

Jordan a laparotomisé deux fois à un intervalle de deux ans et demi une jeune malade, et il a obtenu une guérison définitive. L'étude histologique des lésions, à laquelle il s'est livré lui ont permis d'aboutir à des conclusions importantes en ce qui concerne le mode de guérison de la péritonite tuberculeuse à la suite de la laparotomie.

Il s'agit d'une jeune fille de 18 ans, d'une bonne santé antérieure et chez laquelle s'était développée d'une façon assez aiguë une tuberculose miliaire du péritoine avec exsudation séreuse considérable et adhérences fibrineuses des anses intestinales. Cette affection a eu pour point de départ les trompes, qui à l'opération se sont trouvées en état de suppuration. Lors de la première laparotomie, M. Jordan se borna à évacuer le liquide purulent des trompes.

L'opérée sortit de l'hôpital complètement guérie, et ne présenta plus aucun symptôme de péritonite tuberculeuse.

Deux ans et demi plus tard on dut intervenir une seconde fois à cause de l'affection tubaire. A l'ouverture du ventre on constata que la tuberculose miliaire du péritoine persistait au même degré que lors de la première laparotomie. Toutefois, l'ascite et les adhérences faisaient complètement défaut. A l'examen microscopique on constata que les tubercules avaient subi des modifications considérables de structure, dans le sens d'une transformation fibreuse. Comme le fait observer l'auteur la tendance régressive des tubercules et l'absence d'ascite prouvent qu'il ne s'agit pas d'une nouvelle poussée tuberculeuse qui serait survenue après complète guérison consécutive à la première laparotomie.

OBSERVATION XVIII (inédite).

Due à l'obligeance de M. le Pr GALVANI (d'Athènes).

C. P...., âgé de 23 ans, est entré à l'hôpital le 16 février 1900, se plaignant de douleurs dans le ventre avec fièvre et constipation. Comme antécédents héréditaires il n'y a rien de particulier à signaler. Dans ces antécédents personnels on trouve une pneumonie,

dont il a été atteint il y a environ un an ; guéri de cette affection,
il a commencé, trois mois plus tard, à souffrir de douleurs dans la
région abdominale, en même temps que des accès de fièvre assez
tenaces l'assaillaient d'une façon irrégulière. Il y a environ 6 mois
il a eu une pleurésie droite, dont il n'est pas encore complètement
débarrassé.

A l'heure actuelle le malade est pâle et anémié, très amaigri. La
perte des forces est absolue. La fièvre est peu intense, mais continue
et tenue. L'appétit est nul ; le malade est le plus souvent constipé ;
il transpire abondamment dans la nuit. A la partie droite du thorax on trouve encore des traces d'un épanchement pleurétique.

Le ventre est ballonné et douloureux ; à la palpation on constate quelques points présentant une certaine résistance.

1re *opération.* — Le diagnostic ne faisant pas de doutes on procède à la laparotomie le 25 février 1900. A l'ouverture du ventre on
trouve le péritoine plus épais et pas trace d'épanchements. Sur le
côté droit du péritoine pariétal existe une longue plaque assez
épaisse et résistante. La séreuse et les anses intestinales sont farcies
de tubercules plus ou moins grands ; des pseudo-membranes assez
adhérentes attachent des anses intestinales à la paroi abdominale et
entre elles.

On enlève quelques fausses membranes, les plus faciles à détacher, on lave la cavité péritonéale avec une solution de sublimé à
1/4000, puis avec de l'eau stérilisée à 40°. On suture à trois étages.

Suites opératoires. — La plaie s'est cicatrisée par première intention. Peu de jours après l'opération la température est descendue
à la normale, et l'état général paraît s'améliorer. Cependant un
mois plus tard la fièvre réapparaît assez forte. Le malade a voulu
quitter le service.

Dix mois après sa sortie, il revient à l'hôpital et raconte que la
fièvre, après avoir duré deux mois, a disparu et que depuis lors l'amélioration s'accentuait toujours davantage. Ce n'est que depuis environ un mois qu'il a commencé à souffrir de nouveau de son ventre
et que la fièvre l'a repris.

Le 19 janvier 1901 on le soumet à une *seconde opération.* On ne trouve pas de liquide dans la cavité abdominale et le péritoine est à peu près dans le même état que lors de la première intervention. De nombreuses granulations variant du volume d'un grain de mil à celui d'une lentille sont éparses sur toute la surface péritonéale. Dans l'épaisseur du mésentère on trouve des masses caséeuses, recouvertes par des fausses membranes qu'on enlève facilement avec les doigts. Lavage. Suture.

Après l'opération la température a continué d'être élevée pendant quelques jours, puis elle retombait à la normale ; les douleurs abdominales ont disparu, mais l'amélioration de l'état général n'est pas bien sensible. Le malade quitte l'hôpital un mois plus tard en présentant de la fièvre et des sueurs nocturnes profuses.

OBSERVATION XIX (inédite).

Due à l'obligeance de M. le Pr GALVANI.

Anna G..., de l'île de Crète, âgée de 20 ans, entre à l'hôpital le 2 septembre 1900. Elle n'a pas vu ses règles depuis 4 mois. Il y a six mois elle a été prise par des douleurs très vives dans le ventre, et depuis elles ne l'ont jamais quittée complètement ; ces accès douloureux se renouvellent de temps en temps et sont accompagnés de fièvre, vomissement et quelquefois de diarrhées. Depuis environ deux mois et demi son ventre a commencé à augmenter de volume et sa circonférence va toujours en croissant.

À l'heure actuelle le malade est pâle et maigre, et il s'affaiblit tous les jours. Il présente une légère élévation de température vespérale et des sueurs nocturnes profuses. Diarrhée légère. — Le ventre est gonflé et contient du liquide en assez grande quantité et libre ; la circonférence du ventre mesure 0^m,92.

1re *laparotomie le 25 septembre* 1900. — À l'ouverture du ventre s'écoule une grande quantité d'un liquide transparent, citrin ; le péritoine est épaissi et sa surface interne est couverte par des exsudats membraniformes et parsemée par des granulations grises, qui lui donnent un aspect velouté. Les anses intestinales sont couvertes par des pseudo-membranes, les deux trompes sont épaissies ; on y voit des exsudats fibrineux. Après avoir enlevé quelques pseudo-membranes, on lave au sublimé puis à l'eau à 40° et on suture.

Les suites opératoires ont été normales. Quinze jours après l'opération la malade présenta de nouveau de légères élevations vespérales de la température, des douleurs dans le ventre, en même temps que celui-ci commençait à se ballonner. Évacuations diarrhéiques 2–3 fois par jour. C'est dans cet état que la malade a voulu quitter le service un mois après l'opération ; mais elle a été obligée de revenir 15 jours plus tard pour subir une nouvelle opération.

2ᵉ laparotomie faite le 3 novembre 1900. — Une petite quantité d'un liquide séreux s'écoule à l'incision du péritoine ; celui-ci est épaissi et ses deux feuillets pariétal et viscéral sont soudés par des adhérences peu résistantes. Les anses intestinales sont très vascularisées et recouvertes par des exsudats. Les organes génitaux sont entièrement cachés par de fausses membranes assez friables. A la face interne de la paroi abdominale, au-dessous de l'ombilic, on trouve une plaque assez résistante de 4 centimètres cubes de diamètre et une autre plus petite siégeant un peu plus à droite.

Suites opératoires. — Les trois premiers jours qui ont suivi l'opération, la malade a ressenti quelques malaises, qui ont vite disparu. A partir de ce moment la santé de la malade s'améliorait progressivement ; l'apyrexie était complète. Quinze jours après l'opération ont réapparu quelques selles diarrhéiques accompagnées de coliques, de légers accès de fièvre vespérale avec des sueurs nocturnes abondantes, et des douleurs abdominales. Cet état a duré pendant environ deux mois ; ensuite une légère amélioration s'est manifestée qui continuait à s'accentuer toujours davantage. L'opérée quitte le service.

OBSERVATION XX (inédite).

Due à l'obligeance de M. GALVANI.

La malade, âgée de 25 ans, mariée, entre à l'hôpital le 21 dé-

cembre 1900 avec une ascite considérable ; ses antécédents héréditaires sont bons.

La menstruation a été régulière depuis l'âge de 15 ans ; depuis
3 mois aménorrhée complète. A cette époque la malade a eu une
pleurésie gauche. A la suite elle a remarqué que son ventre grossissait régulièrement sans qu'elle souffrît autrement. En même temps,
la malade s'affaiblit, elle perd son appétit ; la température du soir
dépasse la normale de quelques degrés et des sueurs profuses bai-
gnent la malade dans la nuit.

A son entrée à l'hôpital, en outre de tous ces symptômes, on
constate que la malade a un facies pâle, terreux. Le ventre est
grossi et douloureux à la pression ; il contient une grande quantité
de liquide libre.

Pendant une *première laparotomie faite le 29 décembre 1900*, on
trouve le péritoine épaissi, criblé d'une grande quantité de petits
tubercules confluents, et donnant au toucher la sensation d'une
surface dépolie. Les anses intestinales sont recouvertes par des tubercules miliaires et soudées par des adhérences assez lâches. Les
organes génitaux, et notamment la trompe gauche, sont atteints
des mêmes lésions. On a trouvé dans le ventre un épanchement
abondant, transparent et citrin.

Suites opératoires. — On ne constate après l'opération aucune
amélioration. Quelques jours plus tard, la température a légèrement
baissé, mais elle n'a pas tardé à remonter, accompagnée par des
sueurs nocturnes, ballonnement du ventre, douleurs abdominales et
une altération sensible de l'état général. Une nouvelle intervention
est jugée nécessaire.

La 2ᵉ *laparotomie* a été faite 40 jours après la première opération, soit le 9 février 1901. Dans la profondeur de la cicatrice on
trouve un petit foyer purulent, qui était en communication avec
une masse caséeuse adhérant d'une part à la paroi abdominale
et d'autre part à une anse intestinale, de laquelle on arrive à la
détacher avec une grande difficulté. Les anses intestinales sont
en outre soudées par des exsudats fibrineux assez solides, et on
n'ose pas les libérer. Les granulations tuberculeuses sont encore

très nombreuses. On ne trouve pas trace de liquide dans la cavité péritonéale.

Un mois après la seconde opération, la malade se trouve toujours à l'hôpital et son état ne paraît pas s'améliorer. Tous les symptômes observés avant l'opération persistent. A la cicatrice opératoire s'est formée une fistule par laquelle sort du pus mélangé à des matières fécales.

Observation XXI (inédite).

Due à l'obligeance de M. Galvani.

M. M..., âgée de 10 ans, sans antécédents. Il y a environ un an elle a commencé à avoir de la fièvre avec exacerbations vespérales, et accompagnée de sueurs nocturnes, d'amaigrissement, inappétence. Depuis six mois elle s'est aperçue que son ventre grossissait régulièrement, et devenait sensible, douloureux.

A son entrée à l'hôpital les traits sont altérés ; le teint du visage est pâle et jaunâtre ; la peau est sèche et lisse, sillonnée par un réseau de veines superficielles. La malade se plaint de douleurs abdominales et d'une faiblesse extrême. La fièvre est modérée, à type vespéral. Le ventre est augmenté de volume et contient du liquide libre. Il n'y a pas de symptômes d'autres complications viscérales.

1re laparotomie faite le 15 mars 1900. — Le liquide contenu dans le ventre est transparent, légèrement jaune ; le péritoine est à peine épaissi et présente quelques granulations tuberculeuses de différente grosseur. On trouve quelques rares pseudo-membranes entre les anses intestinales.

On n'a pas à signaler aucun accident post-opératoire. Tous les symptômes ont subi une rétrocession rapide et la convalescence a été régulière et progressive. La malade est sortie de l'hôpital un mois après l'opération dans un excellent état de santé.

Elle est revenue à l'hôpital 8 mois plus tard et elle nous raconte qu'après sa sortie elle était prise de temps à autre de douleurs

très vives dans le ventre sans autres troubles. Ces douleurs, depuis
deux mois, devenaient toujours plus intenses et s'accompagnaient
de diarrhées, fièvre vespérale, sueurs nocturnes. Le volume de son
ventre a aussi augmenté. Devant cette récidive, on procède le 8 décembre 1900 à une seconde opération.

2° *laparotomie*. — Le péritoine avait un aspect physiologique.
Dans le liquide écoulé on constate la présence de quelques flocons
muco-purulents flottant librement dans l'épanchement péritonéal,
qui se trouve en quantité modérée. Entre les anses intestinales, sur
la surface de l'épiploon, on rencontre des exsudats fibrineux, de
consistance molle, s'enlevant facilement par le doigt. Des traces de
tubercules se trouvent encore sur les anses intestinales.

Suites opératoires. — Après l'opération on constate une légère
amélioration, mais tout à fait passagère. La fièvre ne tarda pas à se
rallumer en même temps qu'ont apparu les symptômes d'une tuberculose pulmonaire : une toux quinteuse, suivie d'expectoration muco-
purulente souvent sanguinolente. Dans les crachats on a découvert
les bacilles de Koch. Dès lors la malade a été envoyée dans la salle
spéciale des tuberculeux. Son ventre reste un peu sensible et tendu.
A la palpation on constate des masses dures.

Observation XXII (inédite).

Due à l'obligeance de M. Galvani.

M. A..., jeune fille de 10 ans. Elle présente des excellents antécédents jusqu'à il y a 5 mois, époque à laquelle, à la suite d'excès
alimentaires (?), elle a été prise de diarrhées accompagnées de fièvre,
douleurs dans le ventre. Ces symptômes, grâce à une thérapeutique
appropriée, s'amendèrent un peu, mais l'état général de la malade
déclinait tous les jours davantage. Elle perdait progressivement
toutes ses forces : l'appétit languissait ; il y avait des sueurs nocturnes.

Tous ces symptômes existaient lorsqu'on a examiné la malade

pour la première fois. En plus, on a constaté que le ventre était distendu par une certaine quantité de liquide en état libre. La nutrition générale était sérieusement compromise.

1re opération le 3 janvier 1901. — Le péritoine est peu épais et recouvert par places d'un exsudat fibrineux. Les tubercules ne sont pas en grand nombre et se trouvent disséminés autant sur le péritoine pariétal que sur le péritoine viscéral. Les anses intestinales sont agglutinées par des adhérences assez lâches, constituées par de fausses membranes peu résistantes, cédant facilement au doigt.

Marche. — Les suites post-opératoires ont été régulières, sans aucune perturbation. Pendant 15 jours l'amélioration était évidente; l'appétit revenait en même temps que les forces; point de fièvre. Ensuite tous les phénomènes qui précédaient l'opération réapparurent peu à peu avec la même intensité. Une nouvelle intervention fut décidée.

2e laparotomie le 29 janvier 1901. — L'aspect du péritoine n'est pas bien modifiée depuis la première opération. On enlève quelques ganglions tuméfiés qui présentaient une tendance à la caséification. On fait ensuite, comme d'habitude, un lavage avec 4 litres d'une solution de sublimé à 1/4000, suivi d'un lavage à l'eau stérilisée à 40°.

Le lendemain la petite malade meurt avec tous les symptômes d'une intoxication hydrargyrique.

Observation XXIII (Inédite).

Communiquée par le Pr Galvani (d'Athènes).

Jean...., âgé de 16 ans, écolier, est entré à l'hôpital le 25 décembre 1899. Dans les antécédents héréditaires on ne trouve rien de particulier. Les antécédents personnels sont assez chargés. A l'âge de 5 ans il a été atteint d'une pneumonie, qui un an plus tard a été suivie d'une pneumonie double.

Il y a 4 ans il a été pris de légers accès de fièvre, avec céphalées, malaise général ; état qui a duré 7-8 jours. A l'âge de 14 ans le malade a fait une pleurésie droite avec épanchement, qui dura encore deux mois et demi. Au mois de mai dernier il a eu des accidents fébriles accompagnés de frissons et qui ont résisté à la quinine ; en même temps il s'apercevait que son ventre commençait à augmenter de volume ; la fièvre persistait. Diarrhées assez profuses. Le ventre était douloureux. Cet état resta stationnaire puis une légère rémission survint.

De nouvelles poussées se succédant déterminèrent le malade à entrer dans le service de médecine où il fut soigné pendant 3o jours. Une certaine amélioration s'étant manifestée, le patient s'empresse de quitter l'hôpital. Mais quelques jours après sa sortie les mêmes symptômes réapparaissent accompagnés cette fois d'une toux sèche et quinteuse. Entré de nouveau à l'hôpital, il y fut soigné pour une pleurésie, après la guérison de laquelle on l'envoya dans le service de M. Galvani, afin d'y être soigné pour sa péritonite.

Le malade a une teinte pâle, blafarde ; il est maigre. Le ventre est ballonné et douloureux à la pression. La température oscille dans la journée entre 36°,8 et 38°,2.

1re laparotomie. — Le 1er *novembre* on ouvre le ventre par une incision sous-ombilicale, et l'on évacue une petite quantité de liquide enkysté par des pseudo-membranes. Le péritoine est épaissi et parsemé de tubercules du volume d'une lentille ; ces tubercules sont très abondants au niveau des anses intestinales. Lavage au sublimé à 1/4000 suivi de lavage à l'eau stérilisée ; suture de la paroi abdominale.

Quinze jours après cette première intervention la fièvre réapparaît, la température du soir monte à 38°,5 ; les douleurs, les évacuations diarrhéiques recommencent. *Une nouvelle opération est décidée*. Elle est pratiquée le 27 novembre, soit 26 jours après la première laparotomie. A l'ouverture du ventre on ne trouve pas d'épanchement ; le péritoine est très épais et les tubercules ont diminué un peu de volume. Les anses intestinales adhèrent au péritoine par des pseudo-membranes qu'on cherche à détacher délicatement par le doigt. Lavage au sublimé puis à l'eau stérilisée chaude. Fermeture du ventre. Après cette seconde intervention tous les symptômes s'amendèrent et le malade put sortir 28 jours plus tard dans un excellent état de santé. Nous avons eu l'occasion de le revoir souvent et de suivre la marche de sa maladie.

Vers le commencement de cette année il est encore entré dans le service pour se faire opérer d'un hydrocèle du cordon ; nous n'avons pu constater aucun symptôme du côté de son abdomen.

OBSERVATION XXIV

RICHELOT. *Soc. de Chir.*, 1892.

Il s'agit d'une jeune fille de 20 ans, atteinte de péritonite tuberculeuse, qui dans l'espace de 17 mois a subi 3 laparotomies. La guérison fut obtenue.

La 1re laparotomie (le 8 juin 1890) avait donné issue à deux litres de liquide et montra la surface du péritoine viscéral et pariétal envahie tout entière par des granulations tuberculeuses confluentes. Lavage à l'eau bouillie. La malade quitte l'hôpital bien rétablie.

Cette malade a été réopérée 5 mois plus tard par M. Labbé qui à l'aspect des granulations crut à une carcinose du péritoine et referma bien vite le ventre.

Le 15 octobre 1891, elle entre de nouveau dans le service de M. Richelot pour se faire opérer d'une énorme éventration qui s'était produite après la 1re opération.

3° laparotomie. — Longue incision médiane jusqu'à l'ombilic ; puis deux incisions courbes à droite et à gauche se regardant par leur concavité et circonscrivant toute la partie amincie de la paroi. Ablation totale des deux lambeaux ainsi taillés de chaque côté de la ligne médiane et formant comme les deux moitiés d'un grand sac herniaire. Suture en étages de la plaie abdominale. Suites opératoires simples.

Le péritoine était lisse, poli, d'une coloration normale. Sur la paroi, sur l'intestin, partout la séreuse était saine ; l'épiploon flottait sur le ventre et n'était fixé nulle part ; les anses intestinales, libres et mobiles n'adhéraient ni entre elles, ni à la paroi, ni aux organes du petit bassin ; pas une goutte de liquide ne séparait les surfaces ; et à noter que l'année précédente, le péritoine était littéralement farci de tubercules (faites-moi grâce de la preuve bactériologique), il y en avait partout ; la surface péritonéale était chagrinée tant les granulations étaient confluentes, et les anses baignaient dans un liquide laiteux, puriforme avec des flocons pseudo-membraneux et des adhérences molles. Je pouvais donc constater une transformation radicale, un retour étonnant des surfaces à l'état normal, une véritable guérison, avec une réserve cependant : çà et là une granulation se voyait encore isolée ; sur la convexité d'une anse intestinale j'en ai bien compté jusqu'à la douzaine et en plongeant le doigt dans le petit bassin on en trouvait encore une certaine quantité sur la face postérieure de l'utérus. La guérison n'était donc pas absolue, mais il ne s'en fallait pas de beaucoup, et comme la malade jouit toujours de la meilleure santé, il nous est permis de croire qu'elle est achevée aujourd'hui.

OBSERVATION XXV

Communication faite à la *Société de médecine et de chirurgie* de l'Isère, par le Pr MONTAZ. *V. Médec. moderne*, 1894, n° 39.

Il s'agit d'une femme, âgée de 45 ans, habitant la Drôme, qui fut opérée une première fois à Lyon pour une péritonite tuberculeuse à forme ascitique. Guérison opératoire mais récidive rapide.

M. Montaz l'opéra une deuxième fois quelques mois plus tard. Il fait sortir 10 à 15 litres d'un liquide clair filant. On aperçoit sur le péritoine intestinal des petites taches jaune mastic ne faisant aucune saillie et représentant des tubercules en voie de dégénérescence. Puis on tombe sur une masse d'intestin grêle, grosse comme une tête fœtale et résultant d'anses agglutinées. Cette masse adhère à la paroi abdominale et se trouve exactement à gauche sur la ligne iléo-ombilicale de ponction. De sorte que, si trompé par l'absence de sonorité normale, on avait fait là une ponction on aurait invariablement embroché l'intestin. Lavage à l'eau boriquée ; sutures. Cette malade quittait la clinique 10 jours après.

Quelques mois plus tard, elle revient de nouveau avec un ventre énorme. Nouvelle laparotomie, lavage à la microcidine. Sortie au 10° jour.

Récidive nouvelle, sur les conseils de M. Montaz, le médecin du pays fait une ponction sur le côté de l'abdomen opposé au paquet intestinal. Mort rapide.

Observation XXVI (inédite).

Recueillie par le Dr Alivisatos chef de clinique de M. Galvani.

La malade, A, K...., âgée de 27 ans, domestique, a été laparotomisée trois fois dans l'espace de 17 mois. Bons antécédents héréditaires.

Entrée pour la première fois dans le service le 22 mai 1899, elle raconte qu'étant jeune fille elle a eu quelques crises de fièvre intermittente. A 17 ans elle a été prise par des douleurs violentes dans le ventre, avec ballonnement et d'autres symptômes, qui firent porter le diagnostic de péritonite aiguë. Au bout de quelque temps, ces accidents ont disparu complètement par la seule mise en œuvre des ressources médicales. Mariée il y a environ 4 ans, elle ressentit 8 jours après son mariage de vives douleurs dans l'hypogastre ; les organes génitaux internes étaient devenus très sensibles et rendaient pénibles les rapports sexuels. Quelques temps après elle s'est aperçue que son ventre augmentait graduellement de volume ; des accès de fièvre légère se montraient surtout le soir ; la constipation était opiniâtre et persistante. Par intervalle, elle est prise de crises douloureuses dans le ventre, qui s'accompagnaient de vomissements. Cet

état a duré pendant environ 3 mois ; à la suite une certaine atténuation de tous ces accidents s'est produite, mais les douleurs dans
le ventre, spontanées ou provoquées, persistèrent toujours, et son
état général déclinait tous les jours davantage, ce qui la décida à
entrer à l'hôpital « Evangelismos » où on lui proposa la laparotomie.

1re *laparotomie*. — Une incision sous-ombilicale, longue de 8 centimètres, est pratiquée sur la ligne blanche. A l'ouverture du ventre
on trouve le péritoine épaissi. L'épanchement péritonéal est nul ; pas
trace de granulations tuberculeuses. Les anses intestinales étaient
agglutinées par des adhérences fibreuses, vestiges d'une ancienne
péritonite. Les organes génitaux étaient recouverts par des fausses
membranes. On lave avec la solution de sublimé à 1/4000, puis à
l'eau stérilisée chauffée à 40° et on referme le ventre par une suture
à trois étages. La malade sort de l'hôpital 4 mois et demi après
l'opération dans un état sensiblement amélioré.

Deux mois plus tard, les douleurs dans le ventre réapparaissent ;
elle se plaint surtout d'une douleur assez vive provoquée par la
pression sur le côté droit de l'hypogastrique. Dans le service du
Pr Manghinas, où elle est entrée, on trouve en effet au toucher une
poche fluctuante siégeant dans les annexes droits.

2e *laparotomie*. — Par une incision longue de 10 centimètres
pratiquée dans la fosse iliaque droite, on tombe sur une collection
purulente, enkystée dans les annexes, qu'on ouvre et on lave avec
une solution saturée d'acide borique chaude. La malade est sortie
de l'hôpital guérie.

11 mois après cette nouvelle opération, des accidents douloureux
semblables à ceux qui ont précédé l'opération, obligent la malade
de recourir à la chirurgie.

Elle entre de nouveau dans le service de M. Galvani dans un
état de faiblesse extrême ; elle est maigre, pâle, anémiée. Son ventre
est ballonné, tuméfié et sensible à la pression. Elle a des évacuations
diarrhéiques. La température depuis quelque temps ne dépasse pas
la normale.

3e *laparotomie*. — On ouvre le ventre par un incision médiane,

au-dessous de l'ombilic, et on excise par deux incisions courbes
l'ancienne cicatrice. Le péritoine est épais de 1 centimètre environ
et semé de granulations tuberculeuses. Des adhérences assez résistantes soudent entre elles les anses intestinales. La surface interne
de la séreuse est recouverte par places d'exsudats fibrineux. Il n'y a
pas de liquide dans la cavité abdominale. Après lavage au sublimé
et à l'eau chaude on ferme le ventre par une suture à un étage.

Les suites opératoires ont été sans aucune complication et la
malade a pu sortir de l'hôpital dans un état de santé très satisfaisant.

Observation XXVII (inédite).

Communiquée par M. Galvani.

E. Ph..., âgée de 21 ans, est entrée à l'hôpital le 22 mars 1891,
ayant le ventre gros et douloureux. Réglée seulement à l'âge de 15 ans,
elle s'est mariée un an plus tard ; elle a eu un enfant dont elle a ac-
couché sans accidents. Elle a toujours été en bonne santé jusqu'à
l'année dernière, époque à laquelle elle a présenté les symptômes
d'une infection grippale, suivie d'une convalescence un peu traî-
nante. Depuis cette époque elle est prise d'une fièvre irrégulière et
tenace ; elle est mal réglée et maigrit. Son ventre augmente progressivement et lentement de volume ; en même temps des douleurs
abdominales apparaissent. Elle est plutôt constipée.

A son entrée à l'hôpital la circonférence du ventre mesurait
68 centimètres ; les parois abdominales sont souples et amincies. A
la palpation on ne constate ni tumeurs, ni masses dures ; il ne paraît
pas y avoir du liquide dans la cavité péritonéale.

1re *opération, 22 mars 1891.* — On incise sur la ligne blanche
sous-ombilicale, il sort une très petite quantité de liquide séreux.
Des adhérences pseudo-membraneuses unissent les anses intestinales
entre elles, ou l'accolent au péritoine pariétal. On ne trouve pas de
granulations tuberculeuses. On enlève une grande partie de fausses
membranes faciles à détacher et on cherche à dégager le plus pos-

sible les anses intestinales. Lavage avec une solution de sublimé à 1/4000 puis à l'eau chaude. Suture.

Suites opératoires. — On n'a à noter des accidents d'aucune sorte après l'opération. La malade a présenté pendant quelque temps des élévations de la température vespérale; les douleurss abdominales, bien que sensiblement atténuées, n'avaient pas disparu complètement. Mais elle est sortie de l'hôpital 3 mois après l'opération avec les apparences d'une parfaite santé. Cependant une injection de tuberculine pratiquée quelques jours avant sa sortie a été suivie d'une vive réaction générale.

La malade revint dans notre service le 30 novembre 1900, soit neuf ans et demi après sa première opération, se plaignant de vives douleurs dans le ventre accompagnées de perte de l'appétit, constipation et d'un léger mouvement fébrile. Ces accidents ont survenu seulement depuis deux mois. Pendant tout ce long intervalle la malade a joui d'une excellente santé; ses règles se sont régularisées. Elle n'a souffert que de quelques accès de fièvre intermittente, qui ont cédé rapidement à la quinine.

A ce moment nous constatons que le ventre est douloureux à la pression, notamment au niveau de la région hépatique. A cet endroit on trouve à la palpation une plaque dure, s'étendant en bas jusqu'à quatre travers de doigt au-dessous des côtes. L'aspect de la malade révèle que la nutrition générale est profondément atteinte.

2° opération faite le 6 décembre 1900. — Le péritoine est de coloration normale, il n'est pas épaissi. Le liquide écoulé est légèrement trouble et peu abondant; un petit kyste y flotte librement. Parmi les exsudats qui couvrent la séreuse, on trouve un corps du volume d'un petit pois, ayant subi la dégénérescence caséeuse, un autre semblable est découvert sur la paroi postérieure de l'utérus, ils peuvent être facilement extirpés, de même que quelques fausses membranes assez résistantes qui couvraient les anses intestinales et qui gênaient leurs mouvements péristaltiques. Çà et là on voyait des petites tumeurs dures, adhérant solidement au péritoine, d'où il n'était pas possible de les détacher. L'épiploon était solidement accolé au péritoine pariétal. Il existait à droite des adhérences fibreuses, amenant une véritable symphyse entre les deux feuillets de la séreuse péritonéale et rendant impossible l'exploration de cette partie de la cavité abdominale.

Les suites opératoires ont été normales. Mais la fièvre a continué avec des exacerbations vespérales ; les douleurs abdominales, la constipation persistèrent ; en plus, une certaine quantité de liquide se forma de nouveau dans le ventre. On décide une nouvelle opération qui a été faite 22 jours après la première.

3ᵉ laparotomie, 3 janvier 1901. — Le péritoine est épaissi. Des membranes épaisses, infiltrées de granulations tuberculeuses, agglutinent les anses intestinales, de façon à former un bloc solide, et cloisonnent des loges remplies d'un liquide séreux, transparent, légèrement verdâtre. Ces produits exsudatifs sont tellement adhérents à la paroi intestinale que leur décollement devient dangereux ; on craint de blesser les intestins.

L'opérée est morte trois jours après sa dernière opération dans un état de profond épuisement.

OBSERVATION XXVIII (inédite).

Due à l'obligeance de M. le Pᵣ GALVANI.

S. S..., âgée de 18 ans, d'antécédents héréditaires inconnus.

La malade a été toujours bien réglée depuis l'âge de 14 ans et elle jouissait d'une excellente santé jusqu'à ces derniers temps. Il y a quatre mois elle a commencé à sentir des douleurs dans le ventre, souvent assez violentes et accompagnées de vomissements. L'appétit languissait ; elle maigrit et présenta une légère fièvre vespérale. En même temps son ventre grossissait lentement et progressivement.

On lui avait fait plusieurs ponctions, à la suite desquelles on retirait une petite quantité d'un liquide transparent et séreux, sans aucun résultat.

Elle entre dans le service le 29 septembre 1898 ; le ventre est distendu, pointu et douloureux à la pression. On constate la présence d'une ascite libre en petite quantité. L'état général de la malade est sensiblement altéré.

1re *laparotomie, faite le 5 octobre 1898.* — Le péritoine est largement épaissi, et couvert surtout dans ses parties supérieures de plaques dures et dépolies, du volume d'une pièce de 5 francs et de nature exsudative. Sa surface interne est farcie de granulations tuberculeuses, grises et dures. Des pseudo-membranes assez solides infiltrées de tubercules soudent entre elles les anses instestinales ; ces adhérences sont assez résistantes et on n'essaye pas de les décoller.

Les suites opératoires ont été normales. La fièvre a continué pendant quelques jours, puis a disparu ; l'amélioration allait toujours en progressant. Toutefois les douleurs abdominales persistaient, et devenaient de plus en plus violentes ; à la palpation on trouvait toujours à la région supérieure du ventre des plaques dures, très sensibles à la pression. Depuis quelque temps l'état de la malade était stationnaire, un léger mouvement fébrile commençait à se dessiner, ce qui fit décider une nouvelle intervention.

2e *laparotomie, 18 novembre 1898.* — En incisant le péritoine on tombe sur une plaque fibreuse, très dure, saignante, et adhérant intimement au péritoine pariétal. La surface interne de celui-ci était couverte par des exsudats membraniformes se déchirant facilement par des doigts, cloisonnant des petites loges, d'où sort un liquide séreux, transparent jaunâtre. Les anses intestinales sont criblées de petites tubercules, et très vascularisées. Les ligaments larges aussi sont recouverts par des pseudo-membranes.

Aucune complication n'a surgi à la suite de cette opération. La fièvre a disparu pendant une vingtaine de jours ; puis on a remarqué des élévations vespérales, avec frissons suivis de sueurs profuses. Après une rémission de courte durée, la fièvre réapparut et en même temps on a constaté les signes d'un léger épanchement pleural gauche, absorbé au bout de vingt jours. Depuis ce moment l'amélioration a suivi une marche progressive. L'étendue des plaques péritonéales avait diminué et à sa sortie de l'hôpital, trois mois après l'opération, elles n'étaient plus perceptibles à la palpation.

La malade revint à l'hôpital un an plus tard pour une hernie, qui s'est produite sur la cicatrice opératoire, se plaignant en même temps de légers troubles intestinaux, qu'elle attribuait à son éventration.

On procède à une 3ᵉ *laparotomie* pendant laquelle on excise une partie de l'épiploon, qui était épaissi et rétracté. On trouve par ci par là quelques fausses membranes, très minces, qui couvrent les anses intestinales; les granulations tuberculeuses sont rares et siègent surtout sur le péritoine viscéral. On referme le ventre purement et simplement sans faire de lavages.

L'opérée a quitté le service un mois après dans un bon état de santé.

OBSERVATION XXIX

Traduite et résumée de l'italien. D'URSO. Vᵉ *Congrès de la Soc. ital. de chir.*, tenu à Rome du 26 au 28 octobre 1895. — *In extenso*, dans *Il Policlinico*, 1896, p. 279.

Il s'agit d'une jeune fille atteinte de péritonite tuberculeuse de forme ascitique, qui a été laparotomisée 4 fois dans l'espace de 8 mois. Après chaque laparotomie on constatait une amélioration sensible, autant au point de vue de l'état général que des symptômes abdominaux. Après la 4ᵉ laparotomie la menstruation s'arrête pendant 13 mois environ. L'ascite ne reparut que 4 mois après cette dernière intervention.

Nous résumons ci-dessous les détails opératoires et nous donnons une description sommaire des lésions constatées pendant les opérations successives.

1ʳᵉ *laparotomie, le 27 décembre 1894.* — Incision et évacuation du liquide. Lavage de la cavité avec la solution physiologique (0,75 pour 100 de NaCl) à 40°, suture à trois plans. A l'ouverture du ventre il sort 5 litres d'un liquide citrin, clair. Le péritoine pariétal est épaissi, hyperémié, sa surface est granuleuse avec quelques

PERNOT.   7 nodules irréguliers gros comme une cerise, très vasculaires, sessiles, d'aspect papillomateux. On ne voit pas de granulations d'aspect caséeux. Les suites opératoires sont très bonnes : l'état général et local semble très amélioré. La malade ne se plaint plus de douleurs abdominales ; elle sort de la clinique vingt jours après l'opération en bon état.

Environ un mois plus tard la patiente rentre à l'hôpital pour une légère augmentation du volume de son ventre ; on constate en effet facilement la présence de liquide. Elle souffre de constipation qui a résisté à plusieurs lavements mais qui cède à l'administration de calomel.

2° *laparotomie*. — L'incision a été pratiquée à 1 centimètre à droite de la cicatrice laissée par la première cicatrice et un peu plus bas. Évacuation de 4 litres de liquide. Tout le péritoine est recouvert d'une éruption confluente de granulations tuberculeuses à tous les points de caséification. Les anses intestinales ne sont pas adhérentes entre elles ni avec le péritoine. Lavage avec la solution de NaCl à 40° puis on passe dans la cavité des tampons de toile imbibée d'une solution phéniquée à 3 pour 100 ; lavage de nouveau à la solution physiologique. Suture à trois plans.

Les conditions de l'état général sont très satisfaisantes ; l'appétit revient ; les fonctions digestives et intestinales s'accomplissent normalement. La peau qui était pâle, anémiée, reprend une coloration rosée. La menstruation après 13 mois de complète suspension revient sans douleurs. Cependant malgré cette amélioration de l'état général et de la nutrition, le ventre dès le 5° jour commence à augmenter de volume ; le liquide se reproduit assez rapidement ce qui nécessite une troisième intervention trois mois après la deuxième.

3° *laparotomie*. — Incision à 1 centimètre à gauche de la première cicatrice. Ouverture de la cavité péritonéale et évacuation de 4 litres de liquide. La surface de la séreuse est épaissie, irrégulière. Il existe des places où le péritoine, bien qu'épaissi, est lisse et dépourvu de granulations. Pas d'adhérences. Lavage à la solution physiologique et fermeture du ventre ; trois plans de suture. L'état de la malade s'améliore sensiblement et elle peut sortir de l'hôpital presque complètement guérie 21 jours après l'opération. Deux semaines plus tard la circonférence du ventre commence cependant à augmenter et l'on fait subir à la malade une 4ᵉ opération qui est pratiquée le 11 juillet 1895.

4ᵉ laparotomie. — Incision à 1 centimètre à droite de la 2ᵉ laparotomie. Évacuation de 4 litres de liquide. Sur la surface péritonéale on observe à peu près les mêmes lésions que lors de la 2ᵉ intervention. Même technique opératoire que pour les précédentes interventions. Dix-neuf jours plus tard la malade quitte la clinique dans un état d'amélioration très satisfaisant.

Cette malade a été revue 4 mois et demi après sa sortie de l'hôpital; son état général était excellent. La nutrition générale est très bonne.

Le poids du corps a augmenté de 2ᵏᵍ,400 depuis la dernière opération et la malade ne souffre plus de son ventre qui est souple. Le flux menstruel est régulier. Le liquide et les morceaux de séreuse prélevés à la 1ʳᵉ et à la 3ᵉ opérations ont été inoculés à des cobayes dont la plupart ont succombé avec des signes manifestes de tuberculose généralisée et ulcérations caséeuses au point d'inoculation. On a en outre constaté la présence de bacilles de Koch sur les produits enlevés pendant les différentes opérations. La nature tuberculeuse des lésions a été reconnue aussi par les examens histologiques qui ont été pratiqués après chaque laparotomie.

Observation XXX (inédite).

Due à l'obligeance de M. Galvani.

M. Galvani a laparotomisé 4 fois dans l'espace de 14 mois une jeune fille de 16 ans, atteinte de péritonite tuberculeuse, et il a obtenu une guérison complète.

Cette jeune fille est entrée pour la première fois dans le service le 1ᵉʳ avril 1899. Elle n'a pas encore vu ses règles. Étant petite, elle a eu la fièvre typhoïde ; puis, à l'âge de 11 ans, elle a eu des accès de fièvre étiquetée palustre.

Il y a environ 3 ans et demi, elle a ressenti de vives douleurs dans le ventre, accompagnées de fièvre, de vomissements et de diarrhées. Après une durée de quelques jours, tous ces accidents ont disparu ; mais depuis lors ils réapparaissent presque régulièrement tous les mois, laissant la malade en très bonne santé dans les intervalles. La malade s'est aperçue depuis environ un an et demi de l'existence dans la région hypogastrique d'une petite grosseur, qui allait toujours en augmentant de volume, lentement et insensiblement, sans provoquer d'autres troubles.

À son entrée à l'hôpital, elle était pâle, anémiée et très maigre. Elle n'a pas de fièvre ; son ventre est gros, distendu ; le gonflement est plus prononcé au-dessous de l'ombilic. À cet endroit, à la palpation on constate l'existence d'une tumeur rénitente, irrégulière, immobile, occupant la région hypogastrique et une grande partie de la fosse iliaque droite ; elle est mate à la percussion et légèrement douloureuse.

1re *laparotomie* (5 *avril* 1899). — Par une incision longue de 15 centimètres, s'étendant de l'ombilic jusqu'au pubis, on tombe sur des masses irrégulières de volume variant de celui d'une noix à celui d'une orange. Ce sont des kystes, dont les plus petits, à paroi mince, contiennent un liquide séreux, transparent, à reflets verdâtres ; les plus grands, à parois épaisses, fibreuses, présentant un certain degré d'organisation, contiennent un liquide sanguinolent, noirâtre. On trouve quelques rares tubercules, de différentes grosseurs, siégeant sur le péritoine viscéral, tandis que la séreuse qui couvre la paroi abdominale, épaisse, lisse, est complètement dépourvue de granulations tuberculeuses. Les ganglions mésentériques sont normaux. Pas de liquide ascitique. On enlève tous ces kystes ; on lave et on suture la paroi abdominale.

Les suites opératoires ont été normales.

L'état de la malade s'améliore sensiblement ; elle ne se plaint plus de douleurs abdominales ; et la malade sort de l'hôpital, 20 jours après l'opération, en excellente santé. Elle nous revient quelque temps après, se plaignant de vagues douleurs dans la fosse iliaque droite, où par la palpation on découvre une petite tumeur, sensible à la pression. L'état général de la malade étant assez satisfaisant, on lui permet de sortir, en lui recommandant de revenir aussitôt qu'il se présenterait quelque nouvel accident.

En effet, la malade nous revient une seconde fois 40 jours après sa première opération, le ventre grossi irrégulièrement, avec des douleurs, diarrhées, fièvre vespérale. Une nouvelle intervention est décidée.

2ᵉ *laparotomie* (4 *juin* 1899). — Le péritoine est épaissi, lisse et dépourvu de granulations. A l'ouverture du ventre, il s'écoule une petite quantité d'un liquide clair. On trouve des pseudo-membranes en abondance et des kystes contenant soit de la sérosité, soit du sang. Sur la ligne médiane, il existe une anse intestinale, difficilement reconnaissable à cause de l'épaisseur des exsudats qui la recouvrent, immobilisée par des adhérences solides. L'exploration du petit bassin et des organes génitaux est difficile, impossible même, à cause des symphyses entre les deux feuillets du péritoine.

Marche post-opératoire. — L'amélioration fait des progrès rapides. Tous les accidents ont disparu. La malade quitte la clinique un mois plus tard, guérie.

Elle nous revient 8 mois après la dernière opération, présentant les mêmes phénomènes qu'autrefois : gonflement irrégulier du ventre, plaques dures et sensibles, diarrhées, vomissements persistants, fièvre vespérale. Tous ces phénomènes avaient réapparu il y a environ 6 mois et allaient toujours en s'aggravant.

Elle subit une 3ᵉ opération le jour même de son entrée.

3ᵉ *laparotomie* (2 *février* 1900). — Le péritoine est très épais. Dans la cavité abdominale, on trouve une tumeur kystique, d'un volume d'une orange, à parois ayant une épaisseur de 2 centimètres et demi et remplie d'un sang demi-fluide et altéré. On l'incise et on lave sa cavité. D'autres kystes plus petits, contenant des caillots de sang ou bien une sérosité sanguinolente, se trouvent en plus ou moins grand nombre. Les anses intestinales sont couvertes de fausses membranes, fibreuses, assez résistantes.

La convalescence a été plus longue que les autres fois. Les douleurs, les vomissements ont disparu, mais une fièvre légère, à exacerbations vespérales, a persisté pendant assez longtemps. Après une accalmie relative, on s'aperçoit de nouveau, 3 mois après la dernière intervention, qu'une tumeur est apparue dans la région hypogastrique, tumeur qui allait toujours en grossissant et donnait lieu à des crises douloureuses de plus en plus intenses.

4ᵉ laparotomie (31 mai 1900). — Au niveau de la cicatrice, adhérant à la paroi abdominale, on trouve une tumeur kystique semblable à celles rencontrées pendant les opérations précédentes et contenant du liquide sanguinolent. Elle a été excisée après avoir été détachée de ses adhérences péritonéales. Lavage au sublimé, puis à l'eau.

Les suites opératoires ont été très bonnes. Un léger mouvement fébrile se dessinait vers le soir des premiers jours, mais il n'a pas tardé à disparaître. L'appétit, les forces revenaient ; la malade marchait rapidement vers la guérison. Elle est sortie de l'hôpital, un mois et demi après la dernière opération, en très bonne santé. Elle a eu pour la première fois ses règles quelques jours après.

OBSERVATION XXXI (1) (en partie inédite).

Communiquée par le Dr ZAVITZIANOS, assistant dans le service
de M. GALVANI.

S... Z...., âgée de 45 ans, est entrée pour la première fois dans le service dans le courant du mois de mars 1897.

Mariée à l'âge de 14 ans, elle a été réglée pour la première fois

---

(1) Un résumé de cette observation a été publié par M. GALVANI, dans la *Revue de gynécol. et chirurg. abdominale*, 1898. A ce moment, la malade n'avait subi que 4 laparotomies. Depuis cette époque, elle a été laparotomisée une cinquième fois.

un an après, et depuis ce moment la menstruation a été toujours normale. Elle a eu cinq enfants, le dernier il y a 15 ans ; pendant ces couches elle a eu des accidents de péritonite, qui l'ont forcée de garder le lit pendant neuf mois.

Trois mois après la guérison, elle a eu des métrorrhagies très abondantes et depuis ce moment les règles sont devenues irrégulières, en même temps elle a commencé à souffrir de douleurs, localisées surtout au niveau des annexes droits. Il y a environ deux ans elle a remarqué une petite tumeur dans la fosse iliaque gauche, douloureuse à la pression et augmentant lentement de volume, jusqu'à occuper environ toute la cavité abdominale.

A son entrée à l'hôpital elle éprouve une grande lassitude ; elle est maigre ; son teint est jaunâtre, terreux. Pas de fièvre. A la palpation on trouve une tumeur très volumineuse, dure et mobile, occupant presque la totalité de la partie gauche du ventre. L'épanchement péritonéal n'est pas abondant.

1re *laparotomie.* — 19 *mars* 1897. — Après évacuation du liquide ascitique on trouve des pseudo-membranes en grande quantité. Des masses caséeuses ramollies qu'on enlève à pleines mains remplissaient le ventre. On extirpe encore l'ovaire droit, kystique et tuberculeux. On lave au sublimé, puis à l'eau et on suture le ventre.

Les suites opératoires étant régulières, la malade a pu quitter le service un mois après son opération dans un état très amélioré.

Elle nous revient trois mois plus tard se plaignant toujours de douleurs dans le ventre, accompagnées de fièvre, diarrhées et une augmentation progressive de la circonférence du ventre. A l'examen on constate la présence dans la partie gauche d'une tumeur dure, sensible et adhérente aux parties molles. Une nouvelle intervention est décidée, qui a été faite le 7 juillet 1897.

2° *laparotomie.* — Au cours de cette intervention on ne trouva plus de matières caséeuses ; des pseudo-membranes très abondantes agglutinaient les anses intestinales et cloisonnaient les loges remplies d'une sérosité transparente.

L'épiploon est farci de tubercules. L'ovaire gauche, tuberculeux et kystique, a été enlevé.

Suites opératoires. — La malade pendant les premiers jours dépérissait de jour en jour. A la suite d'injection de sérum artificiel elle a repris rapidement. Pendant les deux mois qu'elle est restée dans le service elle continuait toujours de souffrir de son ventre ; à droite de l'ombilic on a constaté une petite induration de la paroi. Son état général est très sensiblement amélioré.

Au mois de septembre 1897 elle rentre à l'hôpital souffrant toujours des mêmes accidents ; la malade réclame elle-même une troisième opération qui a été entreprise le 29 octobre 1897.

3ᵉ *laparotomie.* — On trouve encore quelques fausses membranes et des petits kystes contenant de la sérosité transparente ; le péritoine est épaissi et infiltré par quelques tubercules miliaires.

L'état de la malade s'étant amélioré elle quitte la clinique quelques semaines après l'opération. Mais elle est forcée de rentrer de nouveau un an plus tard parce qu'elle a recommencé de ressentir les mêmes symptômes qu'auparavant. En outre, la cicatrice s'étant amincie, la paroi abdominale ne présentait pas assez de résistance ; à ces souffrances habituelles venaient donc s'ajouter tous les troubles imputables à l'entéroptose.

L'état général était très satisfaisant ; elle jouissait même d'un certain embonpoint. En dehors de l'éventration on découvre, par la palpation, à droite, une petite tumeur irrégulière et sensible à la pression. La malade a des pertes ; au toucher on constate l'augmentation de volume de l'utérus et une petite tumeur effaçant le cul-de-sac latéral droit.

La 4ᵉ *laparotomie* a eu lieu le 18 octobre 1898. On excise la cicatrice. Le péritoine est à peine épaissi. L'épiploon adhère à la partie postérieure de la plaie cicatricielle. Dans la fosse iliaque droite on trouve une petite tumeur du volume d'une grosse noix, à laquelle adhérait intimement l'appendice vermiculaire, long de 7 centimètres environ et sain d'apparence. On le détache et on l'abandonne dans le ventre. La petite tumeur est adhérente au ligament large ; elle prend son point de départ au moignon du pédicule de l'ovaire enlevé. Elle a été excisée ; son examen a démontré qu'elle était constituée par des exsudats fibrineux organisés. Dans l'épaisseur du ligament large

du côté gauche on découvre encore une autre tumeur, du volume
d'une orange, qu'on extirpe. L'utérus était manifestement hypertrophié et recouvert par quelques pseudo-membranes très minces.

Suites opératoires. — Pendant les quinze premiers jours qui ont
suivi l'opération, le ventre a été un peu sensible ; une légère fièvre
s'allumait tous les soirs. A la suite, l'opérée est entrée franchement
en convalescence et elle a quitté le service vers la fin du mois de
février 1899 en excellent état de santé.

5° laparotomie. — 19 *mai* 1900. — La malade a été opérée une
cinquième fois pour une énorme éventration consécutive à la dernière intervention. La séreuse péritonéale a été trouvée partout
saine. Pas de pseudo-membranes ni d'autres lésions. On s'est limité
à laver et on referme le ventre. La malade est remise rapidement
de son opération et elle est partie un mois plus tard guérie.

Nous pouvons ajouter au nombre des observations
publiées ci-dessus, quelques cas qu'on trouve cités par
différents auteurs et sur lesquels, faute d'avoir sous les
yeux une observation détaillée, nous ne pouvons donner
de renseignements ni sur la variété des lésions péritonéales,
ni sur la marche de la maladie.

Kelly (1) a pratiqué la laparotomie deux fois chez
une femme dont la guérison a été constatée 5 ans plus tard.

Ce même auteur a répété la laparotomie 3 fois pour
récidive chez une autre personne atteinte de péritonite
tuberculeuse. Après la dernière intervention, l'état de
l'opéré est resté stationnaire.

Edebohls (2) a eu l'occasion de laparotomiser deux
fois une femme de 24 ans qui est morte un mois et demi
après de tuberculose pulmonaire.

---

(1) *Operation John Hopkins Hospital Univ. med. Mag.*, 1889.
(2) *Trans. of the Amer. Gynec. Soc.*, 1891.

NUMÉRO de l'observation	NOM DE L'OPÉRATEUR	SEXE	AGE	FORME de la péritonite tuberculeuse	COMPLICATIONS extra-péritonéales	NOMBRE des interventions	INTERVALLE entre les différentes opérations	DÉTAILS OPÉRATOIRES	COMPLICATIONS post-opératoires	RÉSULTATS
I	Cecherelli	Homme	11 ans.	Forme ascitique.	»	2	1 mois.	Lavage, pansement iodo-formé.	Induration du sommet.	Guérison locale.
II	Wheeler	Id.	17 ans.	Id.	»	2	Id.	»	»	Mort après 15 jours.
III	Galvani	Id.	25 ans.	Forme sèche caséeuse.	»	2	18 jours.	Évacuation masses caséeuses, lavage.	»	Amélioration très notable.
IV	Id.	Femme	25 ans.	Sèche-fibro-caséeuse.	Péri-arthrite tuberc. du coude et du cou-de-pied.	2	33 jours.	Lavage au sublimé 1/4000, eau stérilisée à 40°.	»	Amélioration sensible.
V	Id.	Id.	16 ans.	Ascite, pseudo-membranes, adhérences.	»	2	2 mois.	Id.	»	Id.
VI	Id.	Homme	27 ans.	Forme ascitique.	»	2	33 jours.	Id.	Cachexie.	Pas de renseignements.
VII	Id.	Femme	25 ans.	Id.	»	2	2 mois.	Id.	»	État stationnaire.
VIII	Id.	Id.	23 ans.	Id.	»	2	24 jours.	Id.	»	Guérison.
IX	Id.	Id.	7 ans.	Ascite.	»	2	»	Id.	»	Id.
X	Id.	Id.	37 ans.	Pseudo-membranes, ascite.	»	2	5 mois.	Extraction de fausses membranes, lavage.	»	Amélioration sensible.
XI	Hendrich	Homme	7 ans.	Forme fibro-caséeuse.	Abcès péri-ombilical.	2	4 mois.	»	Fistule stercorale.	Amélioration.
XII	Alexandroff	Femme	3 ans 9 m.	Forme ascitique.	»	2	1 mois.	Lavage.	»	Guérison.
XIII	Galvani	Id.	18 ans.	Ascites, adhérences fibreuses.	»	1	45 jours.	Id.	»	Guérison.
XIV	Mazzoni	Id.	»	Ascite.	Salpingo-ovarite.	2	»	Id.	»	Guérison.
XV	Boersch	Homme	8 mois.	Forme ascitique.	»	2	Environ 1 mois.	Lavage à l'acide salicylique.	»	Guérison.
XVI	Quénu	Femme	30 ans.	Forme sèche fibro-caséeuse.	Salpingite.	2	3 mois.	Extirpation annexes.	»	Mort.
XVII	Jordan	Id.	28 ans.	Forme fibreuse.	Id.	2	2 ans 1/2.	Lavage, ouverture pyosalpinx.	»	Guérison.
XVIII	(Inédite) Galvani	Homme	23 ans.	Forme sèche fibro-caséeuse.	»	1	10 mois.	Évacuations de masses caséeuses, lavage.	»	État stationnaire.
XIX	Id.	Femme	30 ans.	Ascite, pseudo-membranes.	Lésions génitales.	2	40 jours.	Lavage.	»	Amélioration.
XX	Id.	Id.	25 ans.	Forme fibro-caséeuse.	»	1	Id.	Évacuation masses caséeuses, lavage.	Fistule stercorale.	État stationnaire.
XXI	Id.	Id.	10 ans.	Forme ascitique.	»	2	10 mois.	Lavage.	Tubercul. pulm.	Id.
XXII	Id.	Id.	10 ans.	Ascite, fausses membranes.	»	2	20 jours.	Id.	»	Mort post-opératoire par intoxication hydrargyrique.
XXIII	Id.	Homme	16 ans.	Ascite enkysté, pseudo-membranes.	»	2	Id.	Id.	»	Guérison.
XXIV	Richelot	Femme	20 ans.	Ascite purulente, pseudo-membranes.	»	3	Entre 1er et 2e 5 mois. Entre 2e et 3e 1 an.	Id.	»	Guérison.
XXV	Montaz	Id.	45 ans.	Ascite.	»	3 et une ponction	Entre 1er et 2e quelques mois. Entre 2e et 3e quelques mois.	Id.	»	Mort à la suite de la dernière ponction.
XXVI	(Inédite) Galvani	Id.	27 ans.	Forme fibreuse.	Pyosalpynx.	3	De la 1re à la 2e 6 mois. De la 2e à la 3e 3 mois.	Lavage, évacuation pyosalpinx.	»	Amélioration très sensible.
XXVII	Id.	Id.	11 ans.	Id.	»	3	Entre 1re et 2e 9 ans et demi. Entre 2e et 3e 29 jours.	Lavage.	»	Mort post opératoire.
XXVIII	Id.	Id.	18 ans.	Forme ascitique.	»	3	De la 1re à la 2e 14 jours. De la 2e à la 3e 1 an.	Id.	»	Guérison.
XXIX	Gaspar d'Urso, résumé de l'Italien	Id.	30 ans.	Id.	»	4	1re à 2e 1 mois. 2e à 3e 3 mois. 3e à 4e 3 mois.	»	»	Guérison.
XXX	(Inédite) Galvani	Id.	16 ans.	Forme fibreuse, kystes.	»	4	De 1re à 2e 2 mois. De 2e à 3e 8 mois. De 3e à 4e 4 mois.	Extirpation kyste, lavage.	»	Guérison.
XXXI	(En partie inédite) Galvani	Id.	45 ans.	Forme caséeuse.	Kystes de deux ovaires, salpingite.	5	De 1re à 2e 4 mois. De 2e à 3e 8 mois. De 3e à 4e 1 an. De 4e à 5e 1 an et demi.	Évacuations masses caséeuses, extirpations ovaires kystiques.	Éventration.	Guérison.

Seganti (1) rapporte encore 3 cas dans lesquels, à la suite de récidive, il a été obligé de revenir sur sa première opération une seconde fois. Des 3 réopérés un seul a guéri.

Dans une observation de Löhlein (2) la laparotomie a été pratiquée 2 fois chez une jeune fille de 15 ans pour récidive survenue avant la cicatrisation de la plaie opératoire. La malade était encore en traitement au moment de la publication de l'article de Löhlein (3).

---

(1) *XIe réunion de la Société ital. de chirurgie*, 1896. V. *Riforma medica*, 1896, t. IV, p. 411.

(2) In *Thèse Pic*, observ. XXIV.

(3) Tout récemment, Lennander et V. Scheel. (*quatre cas de péritonite chronique séreuse, non tuberculeuse.. Nord med. Arkiv.*, 1900, n° 28) ont publié les observations très complètes de deux malades chez lesquels ils ont pratiqué la laparotomie à plusieurs reprises contre une ascite d'origine inflammatoire. Ces auteurs, s'appuyant sur des examens histologiques et bactériologiques réitérés, déclarent qu'il s'agissait là de péritonite chronique simple non tuberculeuse. De ces opérés, le premier a succombé à la suite d'une hémorragie interne survenue après une deuxième intervention dirigée contre une récidive ; il se fit une hémorragie en nappe par les vaisseaux péritonéaux épiploïques. A la première opération, on avait déjà remarqué une certaine tendance hémophilique ; le foie était d'aspect sucre candi, par suite d'une périhépatite scléreuse. Chez l'autre malade, on a fait 4 laparotomies successives dans l'espace de 5 mois et à la fin on a obtenu la guérison qui se maintient depuis deux ans. On sait que la grande majorité des auteurs n'admet pas l'existence d'une péritonite chronique simple et englobe tous les cas de ce genre dans la péritonite tuberculeuse à forme ascitique. Il est vrai que depuis les travaux de Hénoch (*Berlin. klin. Wochensch.*, 1891, n° 28), une certaine réaction tend à se faire jour ; Riedel, au *Congrès de la Société allemande de chirurgie*, de 1898, s'est fait le défenseur de la péritonite chronique simple et le récent travail de Lennander et Scheel, semble confirmer ses vues. Par respect pour l'opinion des auteurs, nous nous contentons de mentionner ces deux cas, et nous ne les comprenons pas dans notre statistique.

En additionnant ces cas à nos observations nous arrivons à un total de 38 cas, représentant toutes les formes de péritonites tuberculeuses traitées par deux, trois, quatre et cinq laparotomie successives. Sur ce chiffre nous relevons d'une façon générale, et sans faire de distinction aucune pour le moment, 2 morts post-opératoires, soit 5 pour 100, et 6 décès par suite de l'évolution progressive de la maladie ou par généralisation. Il nous reste donc 3o cas, sur lesquels nous comptons 23 guérisons ou améliorations et 5 cas, dans lesquels l'opération n'a amené aucune amélioration de l'état du malade. En ne tenant pas compte de deux cas sur lesquels les renseignements font défaut nous avons 64 pour 100 de guérisons ou améliorations, 15 pour 100 restant stationnaires et 21 pour 100 de morts.

Le pourcentage de cette statistique est sensiblement le même que celui que nous donnent les statistiques générales de Maurange, Pic, Aldibert, Roersch, Margaruci, Laroche, et celle que nous publions nous-même au chapitre ii. Celles-ci se rapportent à des cas de péritonite plus ou moins bénigne, dans lesquels la laparotomie n'a été entreprise qu'une seule fois, exceptionnellement deux ou davantage.

Il est bon de faire remarquer de suite que nous nous trouvons en présence de tuberculoses péritonéales, qui ont montré une ténacité exceptionnelle et contre lesquelles tous les autres moyens de traitement ont déjà échoué Pour cette raison les résultats heureux obtenus par ce mode de procéder n'auront que plus de valeur; d'autre

---

(1) In *Thèse* Pic, observ. XXIV.

côté les insuccès devront être jugés avec une certaine indulgence, étant donné que nous n'avons à notre disposition aucun autre moyen à opposer à la marche progressive de la maladie. Les malades qui succombent après deux ou plusieurs opérations étaient des malades condamnés fatalement à la mort par la virulence de l'infection ou bien par les mauvaises conditions du terrain.

Ce qui résulte de l'étude de nos observations est que les laparotomies répétées ne comportent de dangers d'aucune sorte. En effet sur nos observations nous n'avons à compter que deux morts post-opératoires, dont l'une est due à l'intoxication hydrargyrique par suite de lavages au sublimé.

On peut reprocher à ce mode de procéder de favoriser la production des éventrations par suite de l'amincissement de la ligne cicatricielle. Mais, en outre que ces accidents sont facilement réparables, il ne faut pas oublier qu'ils peuvent survenir aussi bien à la suite d'une seule incision de la paroi abdominale. En vue d'éviter cet inconvénient, M. Galvani nous écrivait dernièrement qu'il pensait recourir dorénavant à une incision latérale et arriver au péritoine par écartement du muscle droit, comme cela se pratique pour l'appendicite.

Un reproche plus grave qu'on peut faire à cette méthode, ce serait que ces interventions répétées débilitent l'organisme et le mettent ainsi en état d'infériorité pour lutter contre l'infection. On peut objecter à cette manière de voir que l'amélioration des symptômes est la règle à la suite de chaque laparotomie ; ce n'est que plusieurs jours après l'acte opératoire que dans les cas malheureux

on voit la maladie reprendre sa marche. On observe,
en effet, dans la grande majorité de nos observations, que
2 ou 3 jours après l'ouverture du ventre, la fièvre, qui
avait résisté à tous les antithermiques, tombe d'une façon
surprenante ; les diarrhées diminuent, l'appétit, les forces
reviennent rapidement ; puis, au bout de quelques jours,
si l'infection prend le dessus, tous ces symptômes réapparaissent peu à peu et vont toujours en s'aggravant.

Une des conditions nécessaires au succès de cette
méthode, c'est que la répétition de la laparotomie soit faite
d'une façon précoce. Il ne faut pas attendre que le malade
soit arrivé à un degré avancé de cachexie et qu'il ait épuisé
toutes ses forces de défense. Comme le pense M. le Pr Galvani, « il faudrait, après chaque intervention, tâcher de
garder le malade sous observation et ne pas le laisser sortir
de l'hôpital trop vite. La répétition de l'intervention doit
se faire à temps, au moment même où l'on constate que
l'amélioration amenée par la laparotomie oscille d'abord,
puis s'arrête et que le malade recommence à se trouver
dans le même état où il se trouvait avant l'ouverture du
ventre. Autant que possible il ne faut pas remettre le moment
de la seconde opération, car le malade s'épuise et offre
moins de chances à bénéficier de l'acte opératoire (1) ».

La raison capitale qui conduit à ce mode de procéder,
c'est qu'il ne faut pas, par une expectation trop prolongée,
laisser perdre les avantages déjà acquis par une première
laparotomie. L'amélioration des symptômes, avons-nous
dit, est constante après chaque intervention et plus ou

____

(1) *Revue de gynécol. et de chirurg. abdom.*, 1898.

moins durable. Il est donc naturel qu'on cherche à profiter de ce moment pendant lequel l'organisme semble prendre le dessus pour le stimuler davantage et lui fournir de nouvelles armes pour lutter victorieusement contre l'invasion bacillaire. Du reste, les résultats fournis par notre statistique sont très encourageants et fournissent un argument puissant en faveur de cette manière de procéder.

En effet, parmi nos 30 observations (nous sommes forcés de ne tenir compte, dans cette discussion, que des cas relatés avec certains détails), sur 22 cas, dans lesquels la laparotomie a été pratiquée deux fois à des intervalles variant de 18 jours à 2 ans et demi, nous relevons 15 guérisons ou améliorations, 3 décès ou 4 cas dans lesquels l'état est resté stationnaire. Au total nous avons donc 68 pour 100 de succès, 18 pour 100 restant stationnaires et 14 pour 100 de mort.

Sur 5 cas dans lesquels la laparotomie a été répétée 3 fois dans un espace de temps variant de 9 mois à plusieurs années, nous comptons 3 guérisons et 2 morts, soit 60 pour 100 de guérisons. A remarquer parmi ces cas une récidive survenue 2 ans et demi après la première laparotomie.

Deux malades, qui ont subi 4 laparotomies, le premier dans l'espace de 7 mois, le deuxième dans l'espace de 14 mois, ont guéri tous les deux complètement.

Enfin, chez une malade atteinte de péritonite tuberculeuse à forme caséeuse avec complications multiples du côté des organes génitaux la guérison a été obtenue à la suite de 5 laparotomies se succédant à des intervalles variant entre 4 mois et un an et demi.

Si on classe à présent les résultats d'après la forme clinique de la maladie, l'efficacité de cette méthode est rendue plus éclatante.

Forme ascitique généralisée avec ou sans pseudo-membranes. — Sur 13 cas traités par la laparotomie répétée deux fois, nous avons 9 guérisons ou améliorations, 2 morts dont l'une à la suite d'intoxication mercurielle et 2 cas dans lesquels on n'observa aucune amélioration après la deuxième intervention. Nous avons donc au total 58 pour 100 de succès et 15 pour 100 restant stationnaires.

Sur 3 malades qui ont subi la laparotomie 3 fois, un seul a succombé. Succès 66 pour 100.

Enfin chez un malade, la guérison a été obtenue à la suite de 4 interventions se succédant à des intervalles de 1 à 7.

Ainsi dans la forme ascitique on a obtenu au total à la suite de deux, trois, et quatre laparotomies, 70 pour 100 de guérisons ou améliorations et 11,5 pour 100 d'états stationnaires.

Il est à remarquer que les résultats vont en s'améliorant au fur et à mesure que le nombre des interventions augmente.

Forme fibro-adhésive. — Sur 3 cas dans lesquels la laparotomie a été répétée 2 fois, la mortalité a été nulle. Sur deux malades opérées trois fois, nous avons à enregistrer une mort post-opératoire.

Enfin, le sixième malade, qui a été laparotomisé 4 fois dans l'espace de 14 mois, a été également guéri.

Ainsi dans cette forme on a au total 83 pour 100 de succès.

Forme fibro-caséeuse ou *ulcéreuse sèche*. — Sur 6 malades opérés 2 fois nous avons 3 améliorations, 1 mort et 2 cas dans lesquels l'état est resté stationnaire après la dernière opération.

Enfin dans un cas, il a fallu 5 interventions successives pour amener la guérison définitive.

Ainsi sur 7 péritonites tuberculeuses à forme fibro-caséeuse on a obtenu la guérison ou une amélioration sensible dans 57 fois sur 100. Dans 28 pour 100 des cas l'état est resté stationnaire.

Il est à remarquer que plusieurs des insuccès relatés dans nos observations remontent déjà à une époque assez lointaine ; or, depuis cette date la technique opératoire a été sensiblement améliorée et les indications de l'intervention ont été précisées davantage. Il est donc certain que ces chiffres se sont bien améliorés dans ces dernières années ; en effet, dans notre propre statistique, en ne tenant compte que des cas opérés depuis 1896, on voit que le nombre de succès monte à 94 pour 100.

On sait combien il est difficile d'obtenir des statistiques parfaitement comparables. Étant donnée la diversité de la classification adoptée, étant données les différentes opinions que chaque opérateur professe sur le moment et le mode de l'intervention, les chiffres que les statistiques nous donnent ne peuvent avoir qu'une signification relative. Il faut aussi tenir compte de l'amour-propre de certains auteurs qui éprouvent une répugnance instinctive, parfois invincible à donner en toute franchise leurs mauvais résultats. Comme nous l'avons déjà fait remarquer à propos de la discussion sur les statistiques rapportées au chapitre II, dans les grosses statistiques de Maurange, Aldibert, König, Rœrsch, etc., on ne voit pas mentionner les cas restés stationnaires qui sont englobés naturellement dans les succès. En suivant la même tactique les chiffres de notre statistique s'améliorent très sensiblement puisque nous obtenons ainsi 81,5 pour 100 de succès dans la forme ascitique, 83 pour 100 dans la forme fibro-adhésive et 85 pour 100 dans la forme ulcéreuse ou fibro-caséeuse.

Ces résultats sont surtout encourageants si on les compare à ceux que nous donnent les statistiques de Rœrsch et Legueu. Dans l'ensemble des cas de péritonite tuberculeuse, nous avons 75 pour 100 de succès pour la forme ascitique, 65 pour 100 pour la forme fibro-adhésive et 60 pour 100 pour la forme caséeuse.

Ces chiffres sont assez éloquents et démontrent d'une façon irréfutable l'innocuité et l'efficacité des laparotomies itératives.

La laparotomie répétée même un assez grand nombre de fois est inoffensive, pourvu bien entendu qu'on s'astreigne aux règles générales de l'antisepsie et de l'asepsie ; ce n'est que tout à fait dans des cas exceptionnels qu'on a pu l'incriminer d'avoir hâté de quelques jours ou de quelques semaines la mort du malade. Cette innocuité résulte encore de recherches de laboratoire au cours desquelles on a pu, sans inconvénient d'aucune sorte, soumettre les animaux mis en expérience, à des laparotomies successives, répétées à des intervalles plus ou moins rapprochés.

L'efficacité des laparotomies répétées est incontes-

table dans toutes les formes de péritonite tuberculeuse :
dans la forme ascitique elle donne des résultats excellents ; non moins satisfaisants sont les résultats qu'elle
donne dans la forme fibreuse, mais c'est surtout dans la
forme caséeuse qu'on est à même d'apprécier la valeur de
cette méthode.

On sait en effet combien le pronostic de cette variété
est sévère ; les anciens auteurs nient même l'efficacité de
l'opération dans les formes caséeuses. Après les cas de
guérisons obtenues ou rapportées par Hendrich, Aldibert,
Quénu, Walker, Hartley, Galvani et beaucoup d'autres,
la grande majorité des chirurgiens est favorable à l'intervention ; malgré les conditions défavorables de l'opération, malgré les accidents désagréables si fréquents dans
cette forme, la laparotomie reste la ressource suprême de
la thérapeutique et elle doit être toujours tentée (Maurange). Si une première intervention ne suffit pas à enrayer la marche en avant de la maladie, il ne faut pas hésiter à reprendre le bistouri pour donner à ces désespérés
la chance d'une opération « qui est souvent curative, toujours palliative ». On a vu des malades à qui pendant la
première opération on avait extrait de la cavité péritonéale des masses caséeuses à pleines mains, dont l'état
général était si sérieusement compromis qu'on pouvait
les croire fatalement condamnés à la mort et chez lesquels à la suite de deux ou plusieurs laparotomies on a
obtenu une amélioration telle qu'on peut la considérer comme une véritable résurrection. Tel est entre
autres le cas de la femme qui fait l'objet de notre observation n° XXXI et dont on a pu suivre à chaque nou-

velle intervention les différentes étapes de la marche vers la guérison.

Un fait très remarquable à signaler est l'action que la laparotomie exerce sur les produits tuberculeux. L'opération est capable non seulement d'enrayer la marche des lésions mais encore de favoriser l'absorption des masses fibreuses et caséeuses ; souvent en effet il est surprenant de constater pendant une opération ultérieure la disparition d'adhérences, de fausses membranes, de masses caséeuses volumineuses qui remplissaient la cavité abdominale. Dans certains cas cette résorption est facile à constater pour ainsi dire jour par jour par la palpation abdominale et quelquefois elle est si rapide qu'on croirait assister à une véritable fonte.

Un argument de grande valeur en faveur des laparotomies à répétition nous est fourni par les recherches expérimentales de Gatti. Ce savant italien, dans ses consciencieuses et minutieuses recherches, entreprises sur le cobaye pour étudier le mode d'action de la laparotomie, a observé que quelquefois la première laparotomie n'agit point ou faiblement sur les lésions péritonéales alors que des laparotomies successives se montrent très efficaces et amènent la guérison définitive. Étant donnée l'obscurité qui règne sur le mode d'action de la laparotomie, il n'est pas possible pour le moment de donner une explication plausible de ce phénomène singulier, mais il est important de constater le fait. Quelques observations chirurgicales viennent confirmer ces données de la médecine expérimentale.

Nous avons dit qu'une des conditions nécessaires au

succès de ce procédé est l'intervention hâtive. La question se pose donc de savoir à quel moment il faut opérer. Naturellement, si on attend que la diarrhée, des vomissements, la fièvre épuisent les forces du malade, que des adhérences se forment entre les anses intestinales, que la généralisation soit imminente, les chances de succès diminuent considérablement et exposent le malade à la mort post-opératoire.

Pour ce qui concerne le moment le plus opportun, il n'est pas possible de poser des règles absolues, c'est plutôt là une question de tact de la part de l'opérateur qui doit tenir compte de la répercussion que les différents symptômes auront sur l'état général, plutôt que de l'intensité de tel ou tel symptôme en particulier. Si l'on pense qu'une nouvelle opération ne fait courir que des risques minimes, il vaut mieux réopérer le plus vite possible, dès que l'amélioration montre une tendance à s'arrêter, sans attendre la réapparition de tous les symptômes qui constituent la véritable récidive.

On peut objecter à cette manière de procéder qu'il ne faut pas trop se hâter de rouvrir le ventre des malades, attendu que souvent les effets de la laparotomie sont tardifs et ne se manifestent qu'avec le secours d'un traitement médical sévère et prolongé.

L'objection a certainement sa valeur. En présence de cas de guérisons survenues si tardivement, quelquefois même malgré une ou plusieurs rechutes, succédant à une première laparotomie, il semble qu'on pourrait hésiter à exposer le malade aux inconvénients d'une seconde intervention.

En réalité, le chirurgien dont la conviction à l'efficacité de la laparatomie est bien établie, ne peut pas hésiter longtemps sur la conduite à tenir. Il est naturel qu'on ne doit pas songer à une seconde intervention lorsque l'état général se maintient bon. Mais dès que les symptômes de la récidive apparaissent, dès que, surtout, malgré l'atténuation des phénomènes locaux, l'état général semble décliner, on sera en droit de proposer au malade une seconde opération. Il faut se rappeler que les symptômes locaux ne sont pas toujours en rapport, ni avec la profondeur, ni avec la virulence de l'infection et que ce sont les phénomènes généraux, fièvre, sueur, asthénie, amaigrissement, signes d'une intoxication tuberculeuse profonde, qui peuvent seuls nous renseigner sur l'activité du virus tuberculeux. Ainsi que le fait remarquer Jordan, la guérison clinique ne correspond pas toujours à la guérison anatomique. On observe souvent l'atténuation et même la disparition de tous les signes locaux, sans que pour cela le foyer d'infection soit complètement éteint ; en présence d'un virus tuberculeux en activité, il est donc urgent d'intervenir à nouveau pour cicatriser les lésions péritonéales.

Nous répétons encore une fois que l'innocuité et l'efficacité des laparotomies répétées sont les deux considérations principales sur lesquelles le chirurgien doit se baser pour régler sa conduite.

Pour nous résumer, nous poserons les indications suivantes à la répétition de la laparotomie : L'aggravation de l'état général ; l'apparition de vomissements, de douleurs abdominales accompagnées d'un léger mouvement fébrile ; la reproduction du liquide ascitique ; l'extension des lésions à la plèvre ; les complications du côté des organes génitaux. Il va sans dire que quelle que soit la forme de la maladie ou l'intensité des symptômes généraux et locaux, il faut intervenir d'urgence lorsqu'on se trouve en présence de phénomènes d'occlusion ou d'ulcération intestinale.

La fièvre, loin de constituer une contre-indication, devient au contraire, lorsqu'elle est tenace et persistante, une indication pressante ; elle est, comme nous l'avons dit, l'indice de la puissance de l'infection tuberculeuse.

L'amaigrissement, la cachexie constituent certainement des conditions très défavorables à l'opération, mais elles ne la contre-indiquent pas d'une façon absolue. Ainsi qu'on l'a dit à la *Société de chirurgie*, pour cette raison que l'opération offre au malade les seules chances de succès, elle doit être toujours tentée.

La tuberculose pulmonaire, par elle-même, ne constitue pas une contre-indication, pourvu que les lésions ne soient ni très étendues ni très profondes ; cependant, si ces lésions pulmonaires faisaient leur apparition ou s'aggravaient avec chaque récidive, il serait prudent de s'abstenir. Telle est du moins l'opinion de Galvani. Il en est de même de toutes les autres complications viscérales tuberculeuses dont il a été question au chapitre des indications à la laparotomie simple.

L'action curative des laparotomies itératives est donc incontestable. Il résulte suffisamment des observations que nous avons rapportées, que cette méthode est capable de sauver ou tout au moins de prolonger la vie de beaucoup de malades fatalement condamnés à une mort prochaine. Pour cette raison elle mérite d'être adoptée en thérapeutique chirurgicale.

CHAPITRE IV

MODE D'ACTION DE LA LAPAROTOMIE

Après avoir étudié l'influence heureuse que la laparotomie exerce sur les lésions tuberculeuses du péritoine, et en particulier l'action curative des laparotomies itératives, nous étions pour ainsi dire engagé à dire quelques mots sur le mécanisme intime de ce processus de guérison. C'est pendant les opérations successives, pratiquées sur le même malade, qu'on a pu étudier et vérifier sur l'homme les résultats des recherches expérimentales de Nannotti et Bacciochi(1), Bumm(2), Kischensky(3), Gatti et Carle(4), Stchégoloff (5), Gatti (6), Hildebrand (7) et d'autres.

Malheureusement il faut avouer que malgré les nombreuses recherches entreprises à ce sujet, la question de savoir quel est le mécanisme par lequel la laparotomie

---

(1) *Riforma medica*, 1893, t. IV et 1896, t. III.

(2) Bumm, cité par Maurange. La péritonite tuberculeuse.

(3) Kischensky. *Centralbl. f. Allgem. Pathol. und Pathol. Anat.*, 1893, n° 21.

(4) Gatti et Carle. *Riforma medica*, 1894.

(5) Stchégoleff. *Archives de méd. expérim.*, 1894.

(6) Gatti. *Riforma medica*, 1896.

(7) Hildebrand. *Münch. med. Woch.*, 1898.

provoque la régression des lésions péritonéales, n'est pas encore complètement élucidée. Nous allons exposer les principales des théories émises, dont la pluralité indique la faiblesse.

Nous ne rappelons que pour mémoire l'opinion déjà ancienne de Henoch, Spaeth, reprise ensuite par Löhlein(1), Prochowski(2), qui prétendaient que les péritonites guéries étaient des péritonites chroniques simples non tuberculeuses. Les heureux résultats obtenus dans un grand nombre de cas dans lesquels on a eu soin de pratiquer l'examen histologique et bactériologique démontrent suffisamment l'inanité de cette hypothèse.

Lindner(3) admet que l'opération rend la séreuse plus apte à la résorption de produits exsudatifs et dans ce même ordre d'idées Saenger a dit que la laparotomie stimule ce qu'il appelle la fonction digestive du péritoine. Ce sont là de simples vues de l'esprit qui n'ont certainement pas la prétention de donner une explication scientifique.

Weinstein(4) précise davantage et admet que l'évacuation du liquide ascitique amène la décompression des vaisseaux péritonéaux ; le rétablissement d'une circulation plus régulière facilite naturellement l'absorption des produits morbides.

Pour Cammeron de Huddersfield, Cabot, Bumm, l'action curative de la laparotomie est due principalement

---

(1) Löhlein. *Deutsche med. Woch.*, 1889.
(2) Prochowski. *Deutsche med. Woch.*, 1889.
(3) Lindner. *Deutsche Zeitsch. für Chir.*, XXXIV.
(4) Weinstein. *Wien. med. Blätter*, 1887.

à l'évacuation de l'épanchement : ce liquide contient en dissolution des leucomaïnes, dont l'absorption amène la débilitation de l'organisme, et diminue ses forces de résistance. On peut, en précisant, incriminer surtout les tuberculines, dont la présence dans le liquide ascitique a été démontrée expérimentalement par plusieurs auteurs. Ces tuberculines absorbées par l'organisme favorisent les progrès de la maladie et la dissémination des lésions ; on n'est pas en effet sans savoir que l'injection de doses même minimes de ces toxines dans un organisme tuberculisé amène l'aggravation des lésions déjà existantes et quelquefois même des poussées aiguës de tuberculose miliaire.

On peut opposer à toutes ces théories que la laparotomie exerce une action bienfaisante même dans les formes sèches et que, d'autre côté, les formes ascitiques ne sont pas les plus redoutables ; bien au contraire, ce sont ces formes qui donnent le plus fort contingent de guérisons spontanées.

Lauenstein (1) croit que la sécheresse et la lumière agissent d'une façon défavorable sur le bacille tuberculeux et gênent son développement. Moosetig-Moorhof (2) attribue ce rôle à l'air et c'est en partant de cette idée qu'il a proposé l'insufflation d'air stérilisé dans la cavité péritonéale comme moyen de traitement de la péritonite tuberculeuse. L'action de ce dernier agent a été bien établie après

---

(1) Lauenstein. *Centralbl. für Chir.*, 1890.
(2) Moosetig-Moorhof. *Wien. med. Press.*, 1891 et 1893.

les résultats cliniques de Follet, Picot, Wins et les expériences de Telssier, Brial et d'autres.

Pour certains auteurs l'enkystement du tubercule prépare la régression des lésions péritonéales tuberculeuses ; or cet enkystement présuppose le développement de tissu conjonctif et la formation d'adhérences. C'est pour cette raison que quelques auteurs (Poncet, Pic, Cecherelli, Alfeld, Van de Warker, etc.) ont cru que les adhérences étaient indispensables pour la guérison ; on a même cherché à provoquer leur formation en irritant par des agents chimiques ou mécaniques (Tricomi) la séreuse pendant l'opération. Cette opinion n'est plus admise par la grande majorité des chirurgiens, qui considèrent même ces adhérences inutiles, sinon dangereuses. En effet, on trouve plusieurs observations dans lesquelles la guérison locale, constatée à l'autopsie ou au cours d'une seconde intervention, a été effectuée sans trace d'organisation fibreuse. Il suffira de rappeler les cas de Keetley, Schmitz, Schede, Pique, Knaggs, Bruce Clarke, Hirschberg, Richelot, Alfeld, Le Bec, Homflol, Jordan, Galvani.

Le tort de toutes ces théories est d'être trop étroites et de vouloir attribuer à tel ou tel facteur d'une façon exclusive l'action bienfaisante que la laparotomie exerce sur la péritonite tuberculeuse. Il est plus probable que cette action est bien plus complexe. L'évacuation de l'ascite, en rétablissant le cours régulier de l'irrigation sanguine du péritoine (Weinstein), le traumatisme opératoire de la séreuse, les lavages (Riva), la chaleur (lavages à l'eau à 48°, Caubet), les substances antiseptiques (Poncet), la lumière et l'assèchement (Lauenstein), l'air (Moosetig-Moorhof,

Teissier, Follet), par l'irritation des éléments péritonéaux qu'ils provoquent, mettent la séreuse en bonnes conditions pour réagir contre l'invasion bacillaire. Tous ces agents physiques ou chimiques exercent probablement une influence défavorable sur la vitalité du bacille de Koch, en même temps qu'ils agissent énergiquement sur la séreuse péritonéale en changeant les conditions du terrain. Autrement on ne pourrait pas expliquer pourquoi la simple ouverture du ventre suffit à arrêter et même à faire rétrograder les lésions tuberculeuses, alors que d'autres affections de même nature (arthrites fongueuses, ostéites, épididymites tuberculeuses) résistent à des interventions plus directes et plus radicales.

Il est évident qu'ici comme dans tous les processus phymatiques, le tubercule ne peut guérir que par transformation fibreuse; la laparotomie ne fait que favoriser cette régression en créant de nouvelles conditions de terrain à l'agent infectieux. Il s'agit donc d'étudier de quelle façon la séreuse péritonéale réagit et comment elle prépare cette régression.

D'après Kichensky (1), l'ensemble des agents chimiques et physiques qui interviennent au cours de la laparotomie n'a d'autre effet que de provoquer une irritation inflammatoire de la séreuse péritonéale. Celle-ci se manifeste par une infiltration de cellules embryonnaires, la phagocytose, le développement de tissu conjonctif, phénomènes qui auraient pour résultat la résorption des éléments spécifiques tuberculeux et leur enkystement.

---

(1) Kichensky. *Loc. cit.*

Stchégoleff (1), dans ses expériences sur les chiens, a observé les mêmes phénomènes réactionnels de la part de la séreuse, à la suite d'injections de produits tuberculeux dans la cavité abdominale. D'après cet expérimentateur, « les tissus qui entourent les foyers tuberculeux s'infiltrent de cellules embryonnaire qui forment une véritable barrière à l'extension du foyer et entrent en lutte avec les bacilles qu'il renferme; les éléments jeunes s'organisent en tissu conjonctif jeune, qui à son tour subit la transformation fibreuse; enfin, les éléments spécifiques de la tuberculose périssent et sont résorbés ».

Ce sont aussi les conclusions auxquelles sont arrivés Nanotti et Bacciochi, Bumm et autres. Ces recherches expérimentales ont été vérifiées sur l'homme par Ceoherelli, d'Urso (2). Ce dernier ayant eu l'occasion de pratiquer 4 laparotomies successives chez une jeune fille, a fait l'examen histologique des lésions péritonéales après chaque intervention, et il constata que la laparotomie provoque une invasion leucocytaire qui amène la désagrégation de cellules épithélioïdes avec fragmentation des cellules géantes, une néoformation de vaisseaux embryonnaires se poursuivant jusqu'au centre du tubercule, et enfin la substitution à ce dernier du tissu inflammatoire.

Contrairement à l'opinion de tous ces auteurs, Gatti (3) dans ses remarquables recherches sur le cobaye n'a

---

(1) Stchégoleff. *Loc. cit.*

(2) Gaspar d'Urso. X° *réunion de la Société ital. de chir.*, tenue à Rome, du 26 au 29 octobre 1895. *Il Policlino*, 1896.

(3) Gatti. *Riforma medica*, 1897.

observé aucune réaction inflammatoire de la part du péritoine. Cet auteur n'a trouvé aucune modification de cellules péritonéales, ni afflux de phagocytes, ni prolifération de fibroblastes. Il a remarqué seulement la sécrétion d'une sérosité peu abondante, légèrement teintée en rouge, et une dégénération hydropique du protoplasma des cellules épithélioïdes au centre du tubercule : en même temps les bacilles subissaient une fragmentation et finissaient par disparaître. L'auteur conclut que la régression du tubercule n'est pas due à une réaction inflammatoire du péritoine ni à une active prolifération du tissu conjonctif, mais qu'elle s'effectue par simple désagrégation des éléments constitutifs du tubercule. Cette désagrégation revient à l'action spéciale de cette exsudation que la séreuse péritonéale sécrète sous l'influence de la laparotomie.

La formation de cette sérosité légèrement sanguinolente, à laquelle Gatti attribue des propriétés bactéricides, a été vérifiée aussi par Hildebrandt qui en même temps a constaté une hyperémie veineuse intense de toute la séreuse péritonéale. Ce dernier auteur admet que la stase veineuse peut devenir une condition défavorable au développement du bacille et constitue même un des facteurs de la guérison.

En vérité étant données nos connaissances actuelles en pathologie générale sur le rôle des phagocytes pour la résorption des produits morbides on éprouve une certaine hésitation à adopter les conclusions de Gatti, et on est porté

---

(1) HILDEBRANDT. *Münch. med. Woch.*, 1898.

plutôt à admettre le processus curatif décrit par Kichens-
sky, Stchégoloff, Urso et les autres. Mais malgré toutes
ces nombreuses et minutieuses recherches on est forcé de
reconnaître que l'interprétation du rôle curatif de la laparotomie n'a pas encore été donnée d'une façon définitive.

———

CONCLUSIONS

L'étude des différents moyens qui ont été proposés contre la péritonite tuberculeuse chronique nous permet de tirer les conclusions suivantes sur le traitement à appliquer dans les différentes formes de cette affection.

1. — Toutes les formes chroniques de la tuberculose péritonéale sont justiciables du *traitement médical* ; le but de celui-ci est de relever les forces défensives du malade et stimuler les processus curateurs, dont l'organisme dispose contre l'infection bacillaire. Il existe une forme qui est particulièrement favorable à ce mode de traitement, c'est la forme ascitique ; elle donne, notamment chez les enfants, des succès inespérés. Dans la forme fibreuse, qui, comme on l'a dit, représente l'effort victorieux de la nature contre les lésions péritonéales, ce traitement donne aussi des résultats excellents.

D'une façon générale l'application de ce traitement ne doit pas être trop prolongée ; dès qu'on s'aperçoit que les lésions n'ont aucune tendance à rétrograder et que l'état général commence à se ressentir de la lésion locale, on est en droit de recourir à des moyens plus actifs.

II. — Parmi ces moyens, *la ponction*, suivie ou non d'injections modificatrices, constitue le procédé le plus simple et le plus inoffensif. C'est encore la forme ascitique généralisée, qui offre l'indication la plus précieuse à ce mode de traitement. Lorsqu'on n'a pas de raisons de craindre la blessure de l'intestin, la ponction « constitue la première tentative chirurgicale avant d'en venir à la laparotomie » (Leguen).

Mais l'évacuation pure et simple du liquide ascitique est souvent insuffisante pour arrêter la marche de la maladie. Pour rendre la ponction plus efficace on a proposé de la faire suivre soit par des lavages antiseptiques soit par des injections de substances modificatrices, soit enfin par l'insufflation d'air, d'oxygène ou d'azote. Cette dernière méthode par son innocuité, par les résultats obtenus semble rallier les suffrages de la majorité des médecins.

III. — La *laparotomie* est le moyen le plus puissant qu'on puisse opposer à l'infection péritonéale. Son indication est formelle après l'échec des autres moyens. Elle doit être entreprise d'emblée toutes les fois que, soit à cause de la virulence de l'infection, soit à cause du peu de résistance du terrain, l'organisme se trouve rapidement en état d'infériorité pour lutter contre l'infection. De même, si on soupçonne dans la cavité péritonéale la présence de collections enkystées, si l'absence de liquide et la rétraction du ventre font redouter les accidents graves imputables à la ponction, il est permis de recourir à la laparotomie sans essayer d'autres moyens. Cette opération a donné de brillants succès dans les formes ascitiques généralisées;

elle a donné aussi des résultats très satisfaisants dans la forme fibreuse. Elle doit être toujours pratiquée dans les formes caséeuses (Maurange), où les chances de succès, pour être moins grandes, n'en sont pas néanmoins réelles.

IV. — Toutes les fois qu'une première laparotomie s'est montrée insuffisante pour arrêter la marche progressive de la maladie, on ne doit pas hésiter à rouvrir le ventre du malade, et au besoin y revenir autant de fois que le cas l'exigera.

La condition nécessaire pour le succès de ces *interventions répétées* est qu'elles soient faites d'une façon hâtive. Il ne faut pas, par une expectation prolongée, faire perdre au malade les avantages déjà acquis par une première opération. On ne doit pas non plus attendre que l'opéré soit épuisé par les progrès de l'infection; il est indispensable que celui-ci ait conservé des éléments de résistance suffisants pour seconder l'effort de la nature.

Étant donnée l'innocuité des laparotomies à répétition, le chirurgien est en droit d'intervenir de nouveau, aussitôt qu'il s'aperçoit que l'état du malade reste stationnaire et ne marche pas franchement vers la guérison. On perdrait un temps précieux si on attendait la reproduction du liquide et tous les autres symptômes d'une véritable récidive. Ce sont les symptômes généraux seuls indices de la virulence de l'infection, en dehors d'autres complications, qui doivent dicter la conduite du chirurgien.

Les formes ascitiques, les formes fibreuses dans les cas récidivants peuvent bénéficier grandement de ce mode de procéder, mais c'est surtout dans les formes caséeuses qu'on est en mesure d'apprécier l'efficacité de cette méthode. Elle a donné souvent des résulats vraiment inespérés.

V. — Le mode d'action de la laparotomie n'est pas encore définitivement établi. Il est évident que le tubercule ne peut rétrograder que par sa transformation fibreuse ; or quelles sont les conditions qui favorisent cette transformation et par quel mécanisme agit la laparotomie ? La réponse n'a pas encore été donnée d'une façon définitive.

L'évacuation de l'épanchement ascitique, en évitant l'absorption des leucomaïnes et plus particulièrement des tuberculines dissous dans celui-ci, joue un rôle certain dans le processus de guérison ; elle met obstacle à l'une des causes de débilitation de l'organisme.

L'action de l'air est non moins certaine. Mais c'est surtout l'ensemble des agents physiques et chimiques (chaleur, traumatisme opératoire, lumière, assèchement, antiseptiques, etc.) qui, intervenant par l'intermédiaire de la laparotomie, provoquent une réaction de la part de la séreuse péritonéale et favorisent la régression des lésions tuberculeuses.

BIBLIOGRAPHIE

ALDIBERT. — De la laparotomie dans la péritonite tuberculeuse étudiée plus spécialement chez l'enfant. *Thèse*, Paris, 1892.

ALLEAUME. — Contribution à l'étude de la péritonite tuberculeuse. Pronostic et traitement. *Thèse*, Paris, 1893.

BAYLAC. — Du traitement de la péritonite tuberculeuse suivie du lavage avec de l'eau stérilisée chaude. *XIII° Congrès intern. de chir.*, tenu à Paris, 2-9 août 1900. Section de pathologie interne.

BEAUSSENAT. — Résultats éloignés de la laparotomie de la péritonite tuberculeuse. *Thèse*, Lyon, 1893.

BOULLAND. — De la tuberculose du péritoine et des plèvres chez l'adulte au point de vue du pronostic et du traitement. *Thèse*, Paris, 1885.

BRIAL. — Action thérapeutique de l'air sur les séreuses. *Thèse*, Bordeaux, 1898.

BRUHL. — Traitement chirurgical de la péritonite tuberculeuse. *Gaz. des hôp.*, 1890, n° 123.

BURNEY YEO. — Le traitement de la tuberculose péritonéale. *The Lancet*, t. CLX, n° 4045, mars 1901.

CATRIN. — Traitement de la péritonite tuberculeuse par injection de naphtol camphré. *Soc. méd. des hôp.*, 3 juin 1895.

CAUBET. — Un cas de guérison de péritonite tuberculeuse par lavage de la cavité péritonéale à l'eau stérilisée chaude. *Soc. méd. des hôp.*, 20 décembre 1895.

Cecchereli. — La cura chirurgica della tuberculosi peritoneale. 6e réunion de la *Soc. ital. de chirurgie* tenue à Bologne, *Riforma medica*, 1889 ; *Semaine médicale*, 1889.

Courtois-Suffit. — Traité de médecine Charcot-Bouchard, tome III.

Croom. — 131 cas of abd. sect. *Edimbourg med. Journ.*, may 1890.

Czerny. — Ueber die chirurgisch. Behandl. intraperit. Tubercul. *Deutsch. med. Wochenschr.*, 1889, n° 45.

Darembeng et Choquet. — Hygiène des tuberculeux, 1898.

Debove. — Le traitement médical de la péritonite tuberculeuse. *Sem. méd.*, 1890 ; *Soc. méd. des hôp.*, 10 octobre 1890.

Dupré. — Traité de médecine Brouardel-Gilbert, t. IV.

Edebouls. — Tubal and peritoneal tuberculosis with special reference to diagnosis. *The transactions of the american gynecological Society*. Sept. 1891, Philadelphia.

Elmassian. — Contrib. à l'étude de la laparotomie dans la péritonite tuberculeuse. *Thèse*, Paris, 1890.

Folet. — Insufflation dans la péritonite tuberculeuse. *Acad. de méd.*, 1894.

Gatti. — Sul processo intimo di regressione della peritonite tuberculose per la laparotomie simplice. *Riforma medica*, 1894.

   — *Arch. f. klin. Chir.*, t. LIII, 3 et 4, 1897 et *Riforma medica*, 1897, p. 537.

Galvani. — Traitement de la péritonite tuberculeuse par la laparotomie, 51 cas. Laparotomies répétées. *Revue de gynéc. et de chir. abdom.*, 1898.

   — Considérations sur la péritonite tuberculeuse chronique basées sur 50 laparotomies personnelles. *Rev. de gyn. et de chir. abdom.*, 1897.

   — Sur l'efficacité de la laparotomie répétée à plus ou moins bref délai pour combattre la tuberculose péritonéale chronique. Communication au *XIII° Cong. intern. de méd.* tenu à Paris du 2-9 août 1900.

Heydenreich. — De la laparotomie dans la péritonite tubercu-
culeuse. *Sem. méd.*, 1888.

Israel. — *Deutsche med. Wochensch.*, n° 1, 1896.

Jordan. — Du mode de guérison de la péritonite tuberculeuse à
la suite de la laparotomie. *Beiträge. klin. Chir.*, XIII, 3,
1895. V. *Semaine médicale*, 1895, p. 443.

Kelly. — Tubercular peritonitis. *Operations Zohn Hopkin's
hosp. univ. med. Maz.*, avril 1889.

  —   *Univ. med. Magaz.*, avril 1890. p. 400.

König. — De la tuberculose péritonéale diffuse et des tumeurs
apparentes qu'elle détermine dans l'abdomen, avec
remarques sur le pronostic et le traitement de cette
affection. *Centralblatt. für Chir.*, 1884, n° 6.

  —   Die Perit. Tuberc. und ihre Heilung o. de Brausch-
mitt. *Centr. f. Chir.*, 1890, n° 35.

Kümmel. — Ueber laparat. bei Bauschfeltub. *Arch. f. klin.
Chir.*, 1888.

Laroche (Maur.). — Comment traiter la péritonite tuberculeuse ?
Thèse, Paris, 1900.

Legendre et Broca. — Traité de thérapeutique infantile, 1894.

Legueu. — Traitement chirurgical de la péritonite tuberculeuse.
Sem. méd., 1894, p. 65.

Lennander et Schhel. — Deux cas de laparotomies répétées pour
péritonite chronique séreuse non tuberculeuse. *Nord. med.
Ark.*, 1900, n° 28. Analysée par la *Presse médic.*, 20 mars
1901.

Lenoir (G.). — Des insufflations d'air dans le traitement des péritonites tuberculeuses. *Thèse*, Lille, 1895.

Lindfors. — Om tuberc. perit. Sors. Kildt. ascende p. diagnosi
och operativ Behandlung. *Ett bidrag tell teckens Kirurgi.*
Lund., 1889.

Löhlein. — Erfahrungen über den Bauch schmitt bei tuberku-
loser peritonitis. *Deutsche med. Wochenschr.*, 8 août 1883.

Marfan. — Traité des maladies des enfants. Art. péritonite tuberculeuse.

Margaruci. — XI⁰ Réunion de la *Société italienne de chirurgie*, octobre 1896. V. *Riforma medica*, 1896, n° 35, t. IV.

Mathis. — Du traitement de la péritonite tuberculeuse. *Thèse*, Paris, 1890.

Monnier. — *Revue de clin. et de thérap.*, 11 nov. 1891.

Montaz. — Sur un cas de péritonite tuberculeuse ; laparotomie répétée 3 fois. Soc. de méd. et de chir. de l'Isère. V. *Méd. moderne*, 1894, n° 39.

Maurange. — De l'intervention chirurgicale dans la péritonite tuberculeuse. *Thèse*, Paris, 1889.

— La péritonite tuberculeuse, 1 vol. de la collection Léauté dans l'*Encyclopédie scientifique des aide-mémoire*, 1898.

— *Gazette hebdomadaire de médecine et de chirurgie*, 1897.

Mosetig-Moorhof. — *Wiener med. Presse*, 1ᵉʳ janvier 1891 et 2 juillet 1893.

Netter. — Sur le traitement de la péritonite tuberc. par le naphtol camphré. Soc. méd. des hôp., 10 mai 1895.

O'Collaghan. — The treatment of tuberc. peritonit by section and flushing and with drainage. *Dublin med. Journ.*, t. LXXXVII, 1889.

Osler. — *Zohn Hopkins hosp. rep.*, fév. 1890, n° 2.

Parkes Sims. — *The amer. Journ. of med. sc.*, 1890.

Prourier. — Traitement de la péritonite tuberculeuse par les lavements de naphtol camphré. *Nouv. Montpellier méd.*, 30 novembre 1895.

Pénon. — Recherches anat. et expérimentales sur les tuberculoses de la plèvre. *Thèse*, Paris, 1895. (On y trouvera l'étude anatomique de la tuberculose de la plèvre.)

Pic. — Intervention chirurgicale dans la péritonite généralisée et localisée. *Thèse*, Lyon, 1890.

Pribram. — Ueber therap. d. Bauchf. tuberc. mit besond Berücksichtig der Lapar. *Prager med. Wochensch.*, 1887.

Psaltoff. — Quarante cas de péritonite tuberculeuse traités par la laparotomie. *XIII° Cong. de méd. et de chir.*, 2-9 avril 1900, Paris.

RENDU. — Du traitement de la péritonite tuberculeuse par injections de naphtol camphré. *Soc. méd. des hôp.*, 3 mai 1895.

RIEDEL. — Péritonite simple. *Sem. méd.*, p. 175, 1898. *Congrès de la Soc. allem. de chirurgie*, 1898.

RIOBLANC. — Traitement chirurgical des péritonites. *Arch. de méd. et de pharm. milit.*, 1889.

RIVA. — *Arch. ital. de clin. méd.*, 1891.

ROBASON. — Du traitement chirurgical de la péritonite tuberculeuse. *Revue de chir.*, juillet 1893.

ROUTIER. — Traitement chirurgical de la péritonite tuberculeuse. *Méd. mod.*, 1895, n° 15.

SCHWARTZ.— De la péritonite sèche tuberculeuse. *Sem. méd.*, 1892.

SPAETH. — Traitement chirurgical de la péritonite tuberculeuse. *Arch. f. klin. Chirurg.*, 1889, n° 40.

— Zur chirurg. Behandlung des Bauchfelltuberculose. *Deutsche med. Wochensch.*, 16 mai 1893.

SPENCER WELLS. — Tumeurs de l'ovaire, 1883.

TEISSIER. — *Congrès de la tuberculose*, 1898, V. *Semaine médicale*, 1898.

TEISSIER (P.). — Péritonite tuberculeuse expérimentale. Essais de traitement. *XIII° Congr. intern. de méd.* tenu à Paris du 2 au 9 août 1900 et *Presse méd.*, 19 nov. 1900.

TERRIER. — Péritonite tuberculeuse chronique de l'enfance. *Presse médic.*, 25 août 1900.

TRUC. — Traitement chirurgical de la péritonite. *Thèse d'agrégation*, Paris, 1886.

URSO (d'). — *X° Congr. de la Soc. ital. de chir.* tenu à Rome du 26 au 28 oct. 1895. Voir aussi : *Il Policlinico (Chirurgia)*. Fasc. 9 et 11, 1896.

WARREN (Van de). — Traitement chirurgical de la péritonite tuberculeuse. *Journ. of Amer. assoc.*, 1887.

WHEELER. — Two cases of laparotomy for tubercular peritonit. *Boston med. and surg. Journ.*, 1890, II.

TABLE DES MATIÈRES

CHARTRES. — IMPRIMERIE DURAND, RUE FULBERT.

CHARTRES. — IMPRIMERIE DURAND, RUE FULBERT.